中药材饮片与原植物精细解剖组图

主　审　郭怡飚　宋旭峰

主　编　刘丽琴　蒋金火　潘　锋

副主编　李　攀　胡　旭　方新华

ZHEJIANG UNIVERSITY PRESS
浙江大学出版社
·杭州·

图书在版编目（CIP）数据

中药材饮片与原植物精细解剖组图 / 刘丽琴，蒋金

火，潘锋主编 . -- 杭州：浙江大学出版社，2025. 3.

ISBN 978-7-308-25912-5

Ⅰ. R282.5-64

中国国家版本馆 CIP 数据核字第 2025419QQ8 号

中药材饮片与原植物精细解剖组图

主编　刘丽琴　蒋金火　潘　锋

责任编辑	冯其华（zupfqh@zju.edu.cn）	
责任校对	徐　婵	
封面设计	周　灵	
出版发行	浙江大学出版社	
	（杭州市天目山路 148 号　邮政编码 310007）	
	（网址：http://www.zjupress.com）	
排　　版	杭州青翊图文设计有限公司	
印　　刷	浙江省邮电印刷股份有限公司	
开　　本	710mm×1000mm　1/16	
印　　张	13.25	
字　　数	339 千	
版 印 次	2025 年 3 月第 1 版　2025 年 3 月第 1 次印刷	
书　　号	ISBN 978-7-308-25912-5	
定　　价	128.00 元	

序

　　前段时间同学聚会，大家聊起初中时做过的一件至今记忆深刻的事。那时候听说夏枯草能治疗近视眼，于是我和几个同学准备一起上山采摘一些。我从我爸的书架上悄悄拿了一本草药书，几个人对照着书中模糊不清的草药图，在山上折腾了一整天，最终采了好几捆"夏枯草"，回家后煎汤喝了好几个星期——也不知所采的草药是否正确。虽然后来我们仍然都戴上了近视眼镜，但这次采药的经历却深深刻在了我心里。

　　一张简单的草药图片，开启了我对中医药的认知和喜爱。

　　后来我上了大学，也进一步接触了中医药学，深深为浩瀚的中医药学知识所震撼。例如，明代李时珍编撰的《本草纲目》，这是闻名世界的一部本草著作，该书涉及中医学、药物学、植物学、动物学、矿物学、化学、环境与生物、遗传与变异等诸多学科领域。全书共有52卷，约190万字，载有药物1892种，其中新药374种，收集药方11096个。此外，该书还绘制了1160幅精美的插图。由此看来，我国的植物药学一直领先于世界，中医药真是世界文明的瑰宝。几千年来，中医药助力中华民族生生不息，强大昌盛。

　　而今，随着社会分工的精细化，中药材的采集、炮制、调剂、处方分别由不同的专业人员承担，而这也造成了许多中药学知识的割裂。部分中药师将大量精力倾注于书本上的理论知识、方剂配伍以及炮制工艺等，而忽视了对中药材原植物的认识与实践，在自然旷野中，他

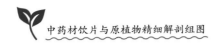

们往往很难辨认出具有药用价值的植物；部分研究药用植物的学者在面对各种经切割、炮制后的中药饮片时也是茫然无措，无法将两者联系起来；部分中医师对药物的方剂、作用了如指掌，但可能对中药饮片和原植物知之甚少。这种现象无疑说明中药原植物学知识体系的严重失衡，进而对中药的精准使用带来不良影响。

为了填补这个认知沟壑，数位专家结合自身多年的工作经验，精选了部分中药材和原植物解剖图片，编写出版了这部实用的图谱——《中药材饮片与原植物精细解剖组图》。他们中既有从事中药药事管理的专家，也有中医临床医师，还有植物学专业的高校教师。在该书中，他们从植物学特征、炮制工艺，到原植物的天然药性、饮片的临床应用等，都进行了详细描述。同时，他们还精准阐述了中药原植物与中药饮片之间的联系和区别。无论是从事中药原植物研究的人员，还是在中药炮制、临床应用等领域的从业者、中医临床医生，乃至对中医药文化有着浓厚兴趣的爱好者，都能从该书中获得对中药知识更全面、更深入的理解，从而促进中医药知识在更广泛的范围内传承、创新与发展，让古老的中医药智慧在现代社会焕发出新的生机与活力。

写本好书，有人读，有人用，对社会有价值，这是作者们最期盼的。我以此为愿，爰为之序。

浙江省中西医结合医院院长

2025 年 1 月

前　言

中药材作为中医药体系的核心构成要素，其品种繁多、来源广泛、形态各异。而正确鉴别与深入领会中药材的原植物结构以及饮片的性状特征，对中医药的临床应用、教学科研、质量控制等均具有重要意义。

为贯彻落实《中共中央 国务院关于促进中医药传承创新发展的意见》《数字中国建设整体布局规划》《中共中央 国务院关于构建数据基础制度更好发挥数据要素作用的意见》等文件精神，推动《"数据要素 ×"三年行动计划（2024—2026 年）》落实落地，应充分发挥数据要素乘数效应，释放中医药数据价值，赋能中医药高质量发展；以中医药科学数据助推技术创新，扩大中药材的基源，利用数字化手段加强中医药文化建设，积极探索中医药科普和文化传播新模式、新渠道，为群众提供更丰富的中医药文化服务，营造珍视、热爱、发展中医药的社会氛围，增进对中医药的认知；推动中医药多维数据融合，构建中医医疗服务和中药质量监测评估体系。

本书收录有 97 种中药材的饮片照片及其原植物显微摄影图片，辅以简明、准确的文字描述，创新性地以组图形式集中展示了中药材饮片在体视镜下的鉴别要点及其原植物精细的解剖特征，旨在为广大中医药从业者、学习者、研究者以及中药爱好者提供一本直观、精准且极具参考价值的专业图书。

在编撰过程中，我们秉持严谨的科学态度与专业精神，收载的品种按药用部位编排，次序为根及根茎类、茎木类、皮类、叶类、花类、果实及种子类、草类等。在精细解剖部分，我们力求让每一幅组图皆可细致展示中药材原植物的各组织器官特点，让读者仿佛亲手持镜观察，能够深入领略原植物的生命奥秘与形态之美。在中药材饮片部分，我们主要聚焦饮片的性状特征，包括形状、大小、色泽等，让读者可以一目了然地掌握饮片的鉴别要点，从而帮助读者在生活、工作中辨别中药材的真伪优劣，确保用药安全、有效。

本书中有关饮片的介绍主要参考《浙江省中药炮制规范》（2015年版），其使用的分类系统是恩格勒系统，与《中国植物志》相同。然而，目前浙江省广泛使用的《浙江植物志（新编）》采用的是克朗奎斯特系统，国内外植物学界普遍接受的则是被子植物系统发育研究组（Angiosperm Phylogeny Group, APG）Ⅳ系统。为此，我们专门制作了附录以显示原植物在三个分类系统中所属的科，以方便药用植物学实习学生使用。

在本书编写过程中，我们多次召开编委会议讨论书稿中各类问题，其间各位编委付出了宝贵的时间和精力。浙江大学出版社对本书的出版给予了大力支持。此外，我们还吸纳了众多专家的宝贵意见，在此一并致以诚挚的谢意。

限于编者水平，书中难免存在疏忽或纰漏之处，欢迎读者朋友及其他持有不同观点的同道一起探讨交流，以便再版时补充修订，更臻完善。

本书编委会
2025 年 1 月

目　录

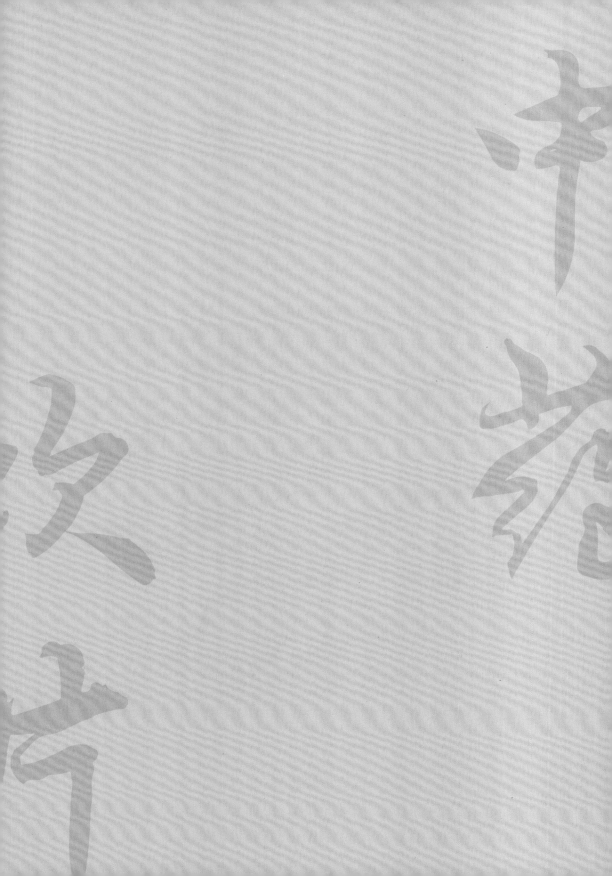

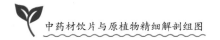

白及

【来　　　源】　本品为兰科植物白及 *Bletilla striata* (Thunb.) Reiehb. f. 的干燥块茎。
【性味与归经】　苦、甘、涩，微寒。归肺、肝、胃经。
【功能与主治】　收敛止血，消肿生肌。用于治疗咯血、吐血、外伤出血、疮疡肿毒、皮肤
　　　　　　　　皲裂。
【用法与用量】　6 ~ 15g；研末吞服 3 ~ 6g。外用适量。
【注　　　意】　不宜与川乌、制川乌、草乌、制草乌、附子同用。

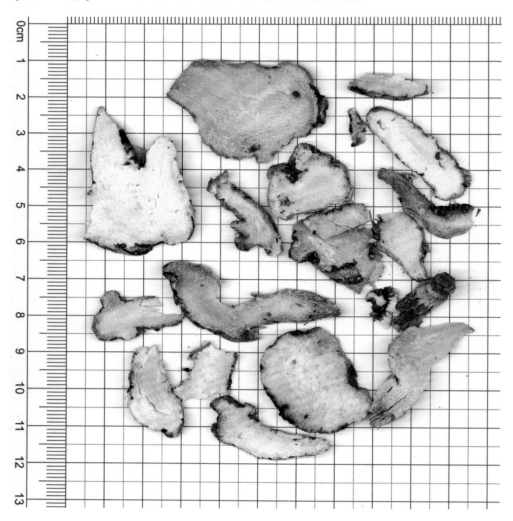

白及饮片

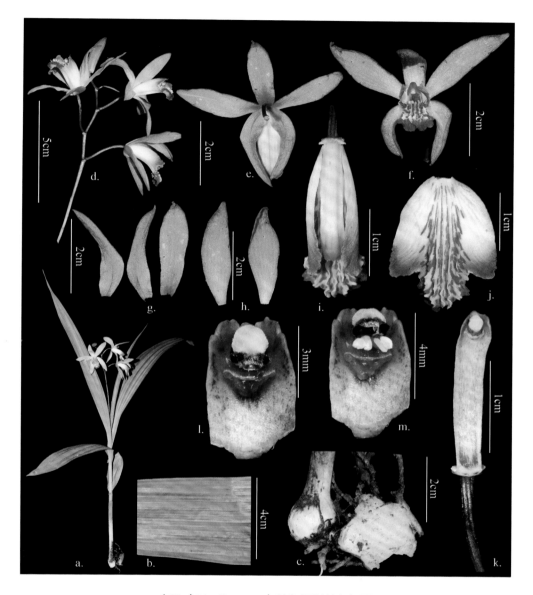

白及（*Bletilla striata*）精细解剖特征组图

a、b. 叶 4 ~ 6 片，狭长圆形，先端渐尖，基部鞘状抱茎。c. 具扁球形假鳞茎。d. 花序常不分枝，花序轴呈"之"字状曲折。e、f. 花大，紫红色或粉红色。g. 萼片狭长圆形。h. 花瓣较萼片稍宽。i. 合蕊柱和唇瓣。j. 唇瓣白色带紫红色，中部以上 3 裂，侧裂片直立，围抱合蕊柱。k、l、m. 合蕊柱长约 2cm，柱状

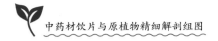

白芍

【来　　源】　本品为毛茛科植物芍药 *Paeonia lactiflora* Pall. 的干燥根。

【性味与归经】　苦、酸，微寒。归肝、脾经。

【功能与主治】　养血调经，敛阴止汗，柔肝止痛，平抑肝阳。用于治疗血虚萎黄、月经不调、自汗、盗汗、胁痛、腹痛、四肢挛痛、头痛眩晕。

【用法与用量】　6 ～ 15g。

【注　　意】　不宜与藜芦同用。

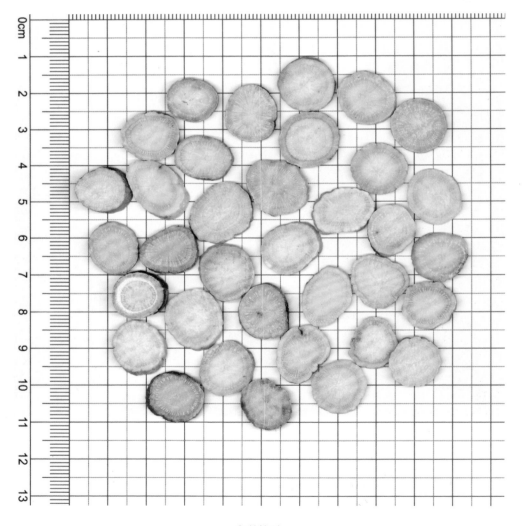

白芍饮片

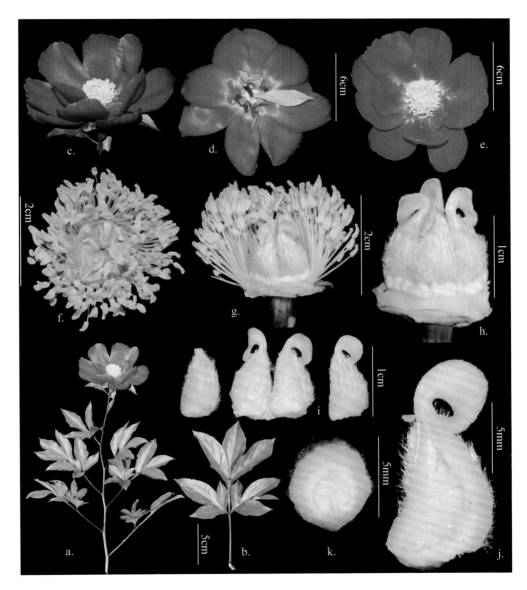

芍药（*Paeonia lactiflora*）精细解剖特征组图

　　a、b. 花顶生。c、d、e. 苞片 4 ~ 5 片，披针形，大小不等；萼片 4 片，花瓣 9 ~ 13 片，倒卵形。f、g. 雄蕊多数，花丝黄色。h. 花盘浅杯状，包裹心皮基部。i. 心皮 4 枚，离生。j、k. 雌蕊 1 室，胚珠数不确定

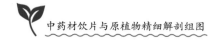

白术

【来　　　源】　本品为菊科植物白术 *Atractylodes macrocephala* Koidz. 的干燥根茎。

【性味与归经】　苦、甘，温。归脾、胃经。

【功能与主治】　健脾益气，燥湿利水，止汗，安胎。用于治疗脾虚食少、腹胀泄泻、痰饮眩悸、水肿、自汗、胎动不安。

【用法与用量】　6 ～ 12g。

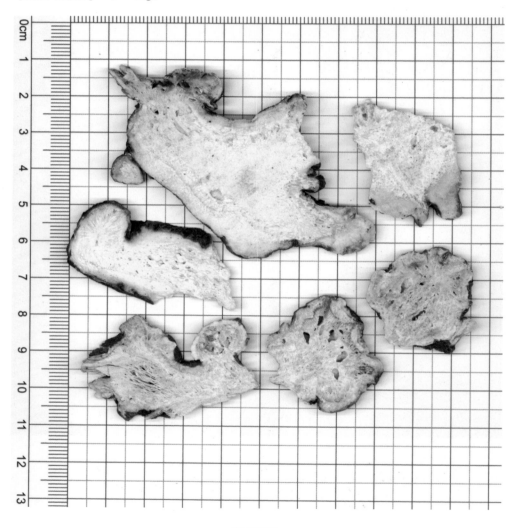

白术饮片

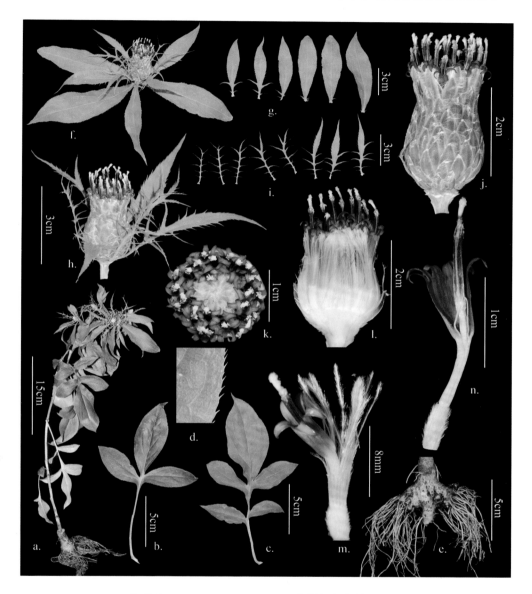

白术（*Atractylodes macrocephala*）精细解剖特征组图

a. 多年生草本。b、c. 叶片通常 3 ~ 5 羽状全裂，顶裂片比侧裂片大。d. 叶边缘有针刺状缘毛。e. 根状茎结节状。f. 头状花序单生于茎枝顶端。g. 花序下部的叶不裂，长椭圆形。h、i. 苞叶绿色，针刺状羽状全裂。j. 总苞大，宽钟状，覆瓦状排列。k、l. 整个头状花序都由管状花组成。m. 小花花冠紫红色，5 深裂，冠毛刚毛羽毛状，污白色。n. 瘦果被白色长直毛，聚药雄蕊，5 枚

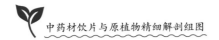

重楼

【来　　　源】　本品为百合科植物云南重楼 *Paris polyphylla* Smith var. *yunnanensis* (Franch.) Hand.-Mazz. 或华重楼（七叶一枝花）*Paris polyphylla* Smith var. *chinensis* (Franch.) Hara 的干燥根茎。

【性味与归经】　苦，微寒；有小毒。归肝经。

【功能与主治】　清热解毒，消肿止痛，凉肝定惊。用于治疗疔疮痈肿、咽喉肿痛、蛇虫咬伤、跌扑伤痛、惊风抽搐。

【用法与用量】　3～9g。外用适量，研末调敷。

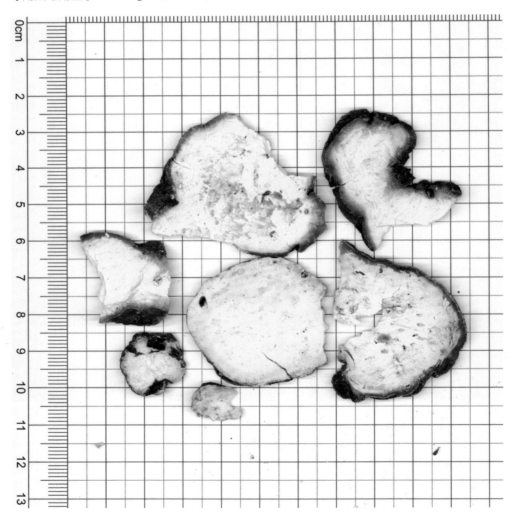

重楼饮片

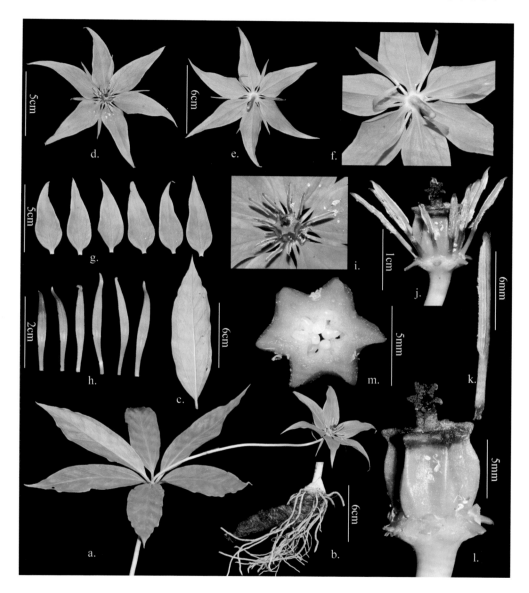

华重楼（*Paris polyphylla* var. *chinensis*）**精细解剖特征组图**

　　a. 叶通常 5 ~ 10 片轮生于茎顶。b. 根状茎粗壮，密生环节。c. 叶片长圆形，先端渐尖，基部圆钝或宽楔形。d、e、f. 花单生于茎顶，花被片每轮 4 ~ 7 片，外轮花被片叶状，绿色，开展，内轮花被片狭条形，远短于外轮。g. 外轮花被片。h. 内轮花被片。i、j、k. 雄蕊 8 ~ 12 枚，花丝短，花药长。l、m. 子房上位，具棱，4 ~ 7 室，顶端具盘状花柱基，花柱分枝 4 ~ 7 裂

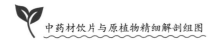

黄精 *

【来　　　源】本品为百合科植物滇黄精 *Polygonatum kingianum* Coll. et Hemsl.、黄精
Polygonatum sibiricum Red. 或多花黄精 *Polygonatum cyrtonema* Hua 的干燥根茎。

【性味与归经】甘，平。归脾、肺、肾经。

【功能与主治】补气养阴，健脾，润肺，益肾。用于治疗脾胃气虚、体倦乏力、胃阴不足、
口干食少、肺虚燥咳、劳嗽咯血、精血不足、腰膝酸软、须发早白、内热消渴。

【用法与用量】9 ~ 15g。

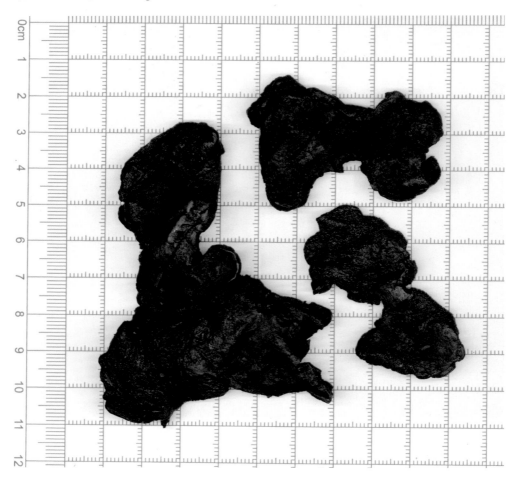

制黄精饮片

---

* 2022 年发表的新种早花黄精（*Polygonatum praecox* Ying F. Hu et J. W. Shao），与多花黄精
的主要区别是前者为总状花序，后者为伞形花序，根状茎过去常混作多花黄精供药用。

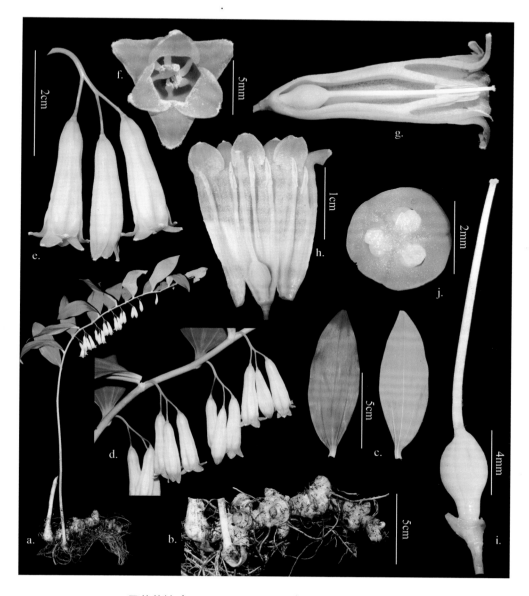

早花黄精（*Polygonatum praecox*）精细解剖特征组图

a. 多年生草本。b. 根状茎连珠状。c. 单叶互生；叶卵状椭圆形。d. 花序腋生。e. 总状花序；花被片黄绿色。f. 花被片 2 轮；大部分合生，每轮 3 片。g. 花丝圆柱形；多花黄精的花丝稍扁。h. 雄蕊 6 枚；基部与花被贴生。i. 子房上位。j. 中轴胎座；3 室

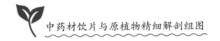

虎杖

【来　　源】　本品为蓼科植物虎杖 *Polygonum cuspidatum* Siebold et Zucc.* 的干燥根茎和根。

【性味与归经】　微苦，微寒。归肝、胆、肺经。

【功能与主治】　利湿退黄，清热解毒，散瘀止痛，镇咳化痰。用于治疗湿热黄疸、淋浊、带下、风湿痹痛、痈肿疮毒、水火烫伤、经闭、癥瘕、跌打损伤、肺热咳嗽。

【用法与用量】　9 ~ 15g。外用适量，制成煎液或油膏涂敷。

【注　　意】　孕妇慎用。

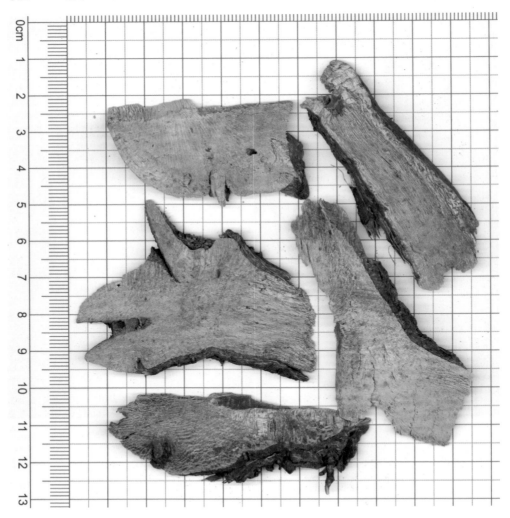

虎杖饮片

----

*　虎杖学名已修订为 *Reynoutria japonica* Houtt.。

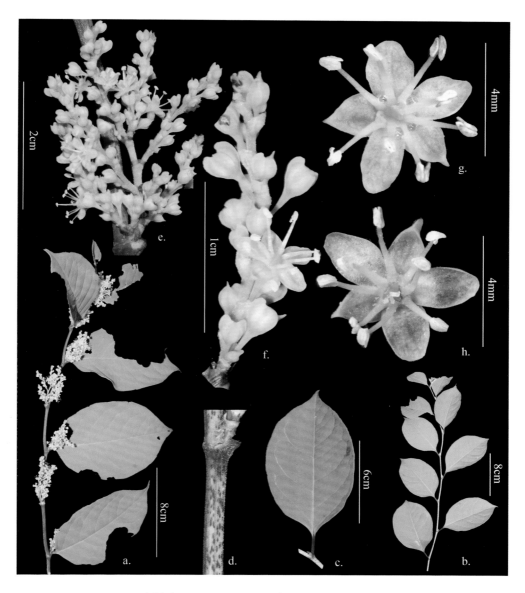

虎杖（*Reynoutria japonica*）精细解剖特征组图

a、b. 多年生草本；单叶互生。c. 叶宽椭圆形，顶端渐尖，基部宽楔形或近圆形，边缘全缘，两面无毛。d. 茎散生红色或紫红斑点。e、f. 雌雄异株；花序圆锥状。g、h. 花被片 5 深裂，淡绿色，无翅；雄蕊 8 枚，比花被长；能看到退化雌蕊的 3 裂柱头

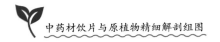

姜半夏

【来　　源】　本品为天南星科植物半夏 *Pinellia ternata* (Thunb.) Breit. 干燥块茎的炮制加工品。

【性味与归经】　辛，温。归脾、胃、肺经。

【功能与主治】　温中化痰，降逆止呕。用于治疗痰饮呕吐、胃脘痞满。

【用法与用量】　3 ~ 9g。

【注　　意】　不宜与川乌、制川乌、草乌、制草乌、附子同用。

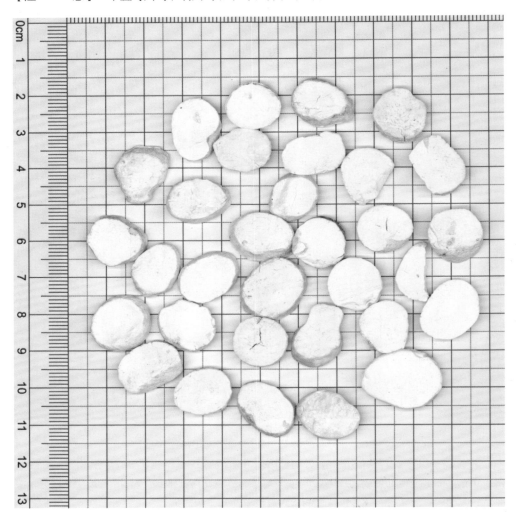

姜半夏饮片

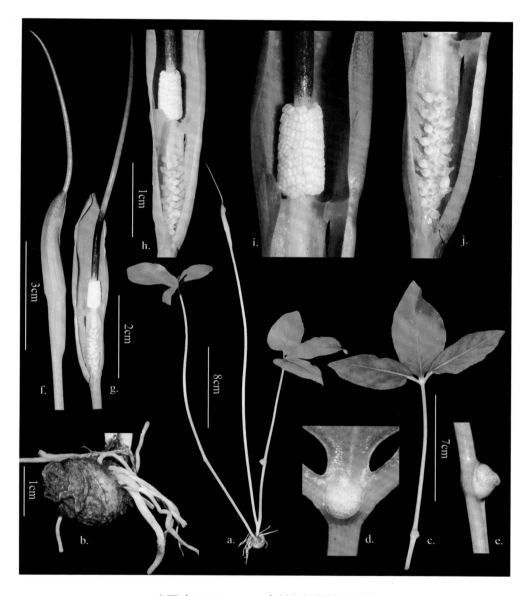

半夏（*Pinellia ternata*）精细解剖特征组图

a. 叶 2 ~ 5 片，有时 1 片，花序柄长于叶柄。b. 块茎圆球形。c、d、e. 叶柄基部具鞘，鞘部以上或叶柄顶头有珠芽。c. 叶片 3 全裂，裂片长圆状椭圆形，侧裂片稍短。f、g. 佛焰苞绿色或绿白色，管部狭圆柱形；檐部长圆形。h、i、j. 肉穗花序，雌花序长 2cm，雄花序长 5 ~ 7mm，其中间隔 3mm，附属器直立

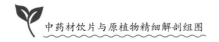

桔梗

【来　　源】　本品为桔梗科植物桔梗 *Platycodon grandiflorum* (Jacq.) A. DC. 的干燥根。

【性味与归经】　苦、辛，平。归肺经。

【功能与主治】　宣肺，利咽，祛痰，排脓。用于治疗咳嗽痰多、胸闷不畅、咽痛音哑、肺痈吐脓。

【用法与用量】　3 ～ 10g。

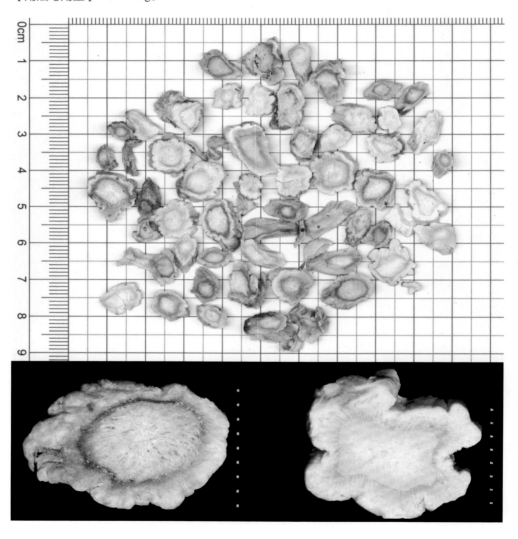

桔梗饮片

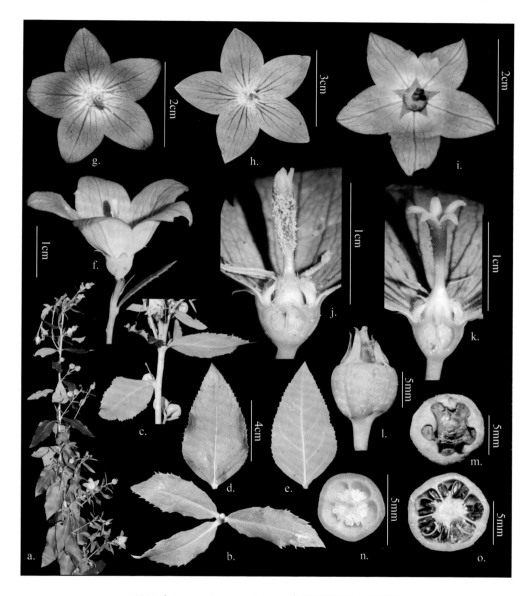

桔梗（*Platycodon grandiflorum*）精细解剖特征组图

a、b、c. 叶轮生至互生。d. 叶片卵形。e. 叶背面有白粉。f. 花单朵顶生。g. 雄蕊 5 枚。h. 花冠宽漏斗状钟形；5 裂。i. 花萼 5 片。j. 子房半下位。k. 柱头 5 裂。l、m. 蒴果球状。n、o. 中轴胎座，5 室

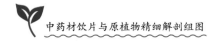

猫人参

【来　　　源】　本品为猕猴桃科植物对萼猕猴桃（镊合猕猴桃）*Actinidia valvata* Dunn 或大籽猕猴桃 *Actinidia macrosperma* C. F. Liang 的干燥根及粗茎。

【性味与归经】　辛，温。归肝经。

【功能与主治】　解毒消肿，祛风湿。用于治疗深部脓肿、骨髓炎、风湿痹痛、疮疡肿毒。

【用法与用量】　30 ～ 60g。

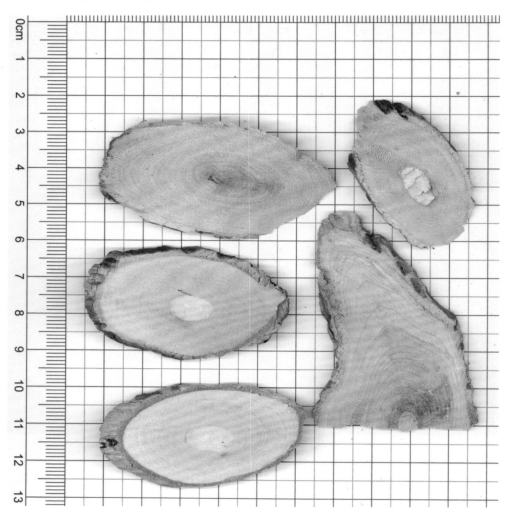

猫人参饮片

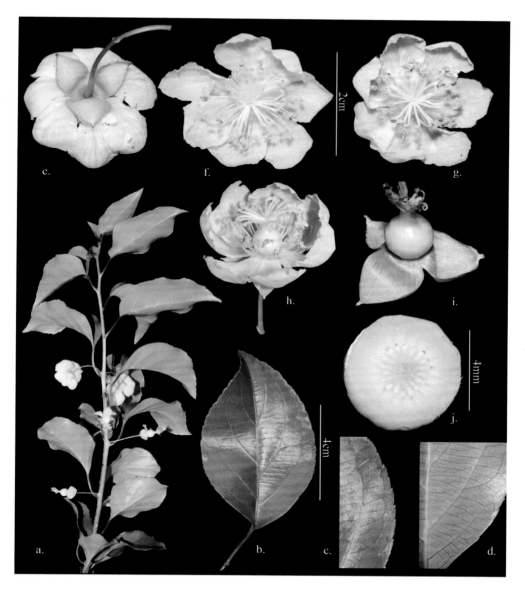

大籽猕猴桃（*Actinidia macrosperma*）精细解剖特征组图

a. 藤本；嫩枝淡绿色，无毛。b. 叶片薄革质，宽卵形。叶柄水红色。c. 叶边缘具细锯齿。
d. 叶背面无毛，脉腋上或有髯毛。e. 萼片 3 片，卵形，先端喙状，无毛。f. 花瓣 5 ~ 12 片，白色，
芳香。g. 雄蕊多数。h、i. 子房上位，瓶状，无毛。j. 中轴胎座，多室

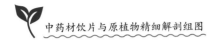

猫爪草

【来　　　源】　本品为毛茛科植物小毛茛（猫爪草）*Ranunculus ternatus* Thunb. 的干燥块根。

【性味与归经】　甘、辛，温。归肝、肺经。

【功能与主治】　化痰散结，解毒消肿。用于治疗瘰疬痰核、疔疮肿毒、蛇虫咬伤。

【用法与用量】　15 ~ 30g，单味药可用至120g。

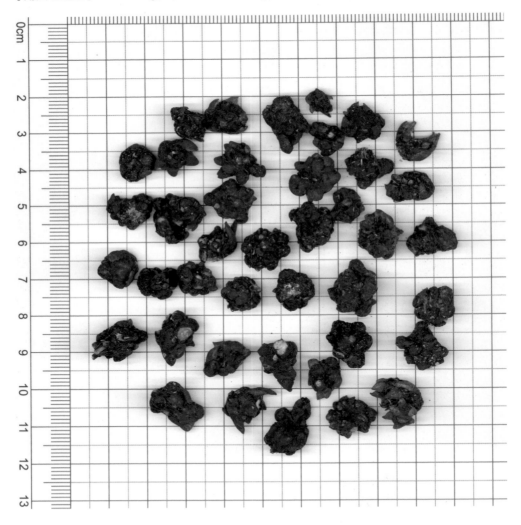

猫爪草饮片

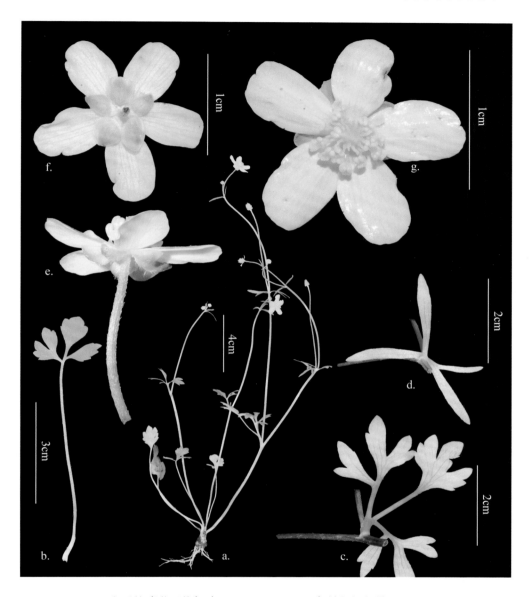

小毛茛（猫爪草）（*Ranunculus ternatus*）精细解剖特征组图

　　a、b. 一年生草本；基生叶有长柄；叶片形状多变，单叶或三出复叶。c、d. 茎生叶无柄，全裂或细裂，裂片线形。e. 花单生于茎顶和分枝顶端。f. 萼片 5 片，离生。g. 花瓣 5 片，黄色，倒卵形；雄蕊多数；离生心皮雌蕊群

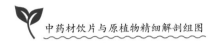

麦冬

【来　　　源】　本品为百合科植物麦冬 *Ophiopogon japonicus* (L. f) Ker-Gawl. 的干燥块根。

【性味与归经】　甘、微苦，微寒。归心、肺、胃经。

【功能与主治】　养阴生津，润肺清心。用于治疗肺燥干咳、阴虚痨嗽、喉痹咽痛、津伤口渴、内热消渴、心烦失眠、肠燥便秘。

【用法与用量】　6 ～ 12g。

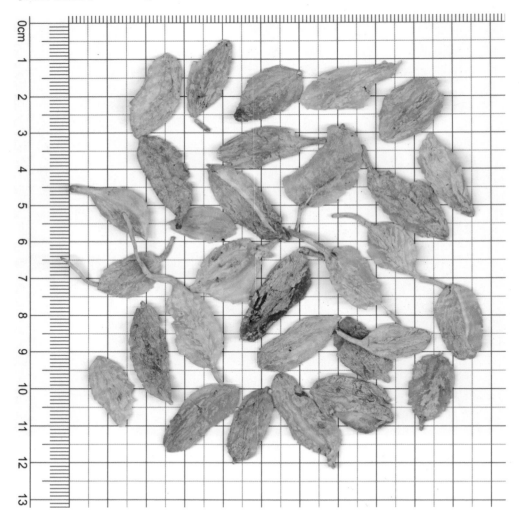

麦冬饮片

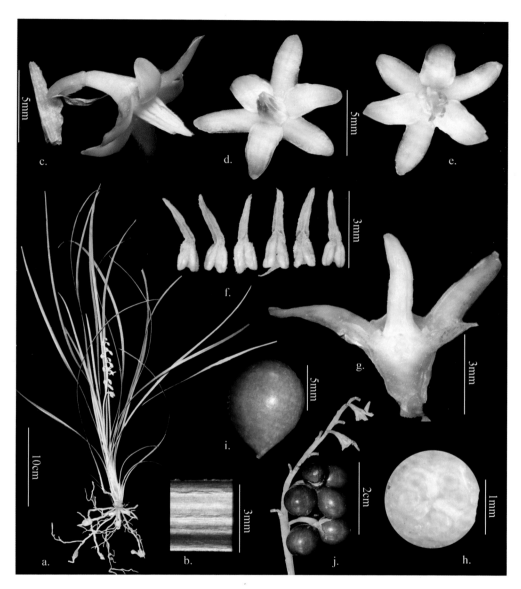

麦冬（*Ophiopogon japonicus*）精细解剖特征组图

a. 多年生草本；根末端膨大成小块根；叶基生成丛，长条形；花葶通常比叶短得多。
b. 叶宽＜4mm。c. 花梗常下弯。d、e. 花被片6片，2轮。f. 雄蕊6枚。g. 子房半下位。h. 中轴胎座，3室。i、j. 成熟种子蓝色，球形

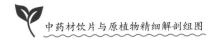

山药

【来　　　源】　本品为薯蓣科植物薯蓣 *Dioscorea opposita* Thunb.* 的干燥根茎。

【性味与归经】　甘，平。气微，味淡、微酸。归脾、肺、肾经。

【功能与主治】　补脾养胃，生津益肺，补肾涩精。用于治疗脾虚食少、久泻不止、肺虚喘咳、
肾虚遗精、带下、尿频、虚热消渴。麸炒山药可补脾健胃，用于治疗脾虚食少、
泄泻便溏、白带过多。

【用法与用量】　15 ~ 30g。

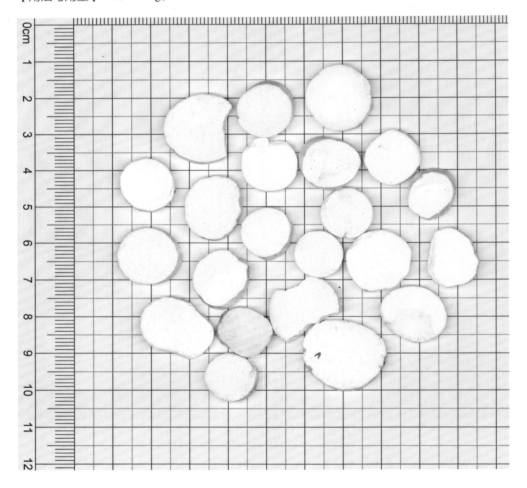

山药饮片

---

*　薯蓣学名已修订为 *Dioscorea polystachya* Turcz.。

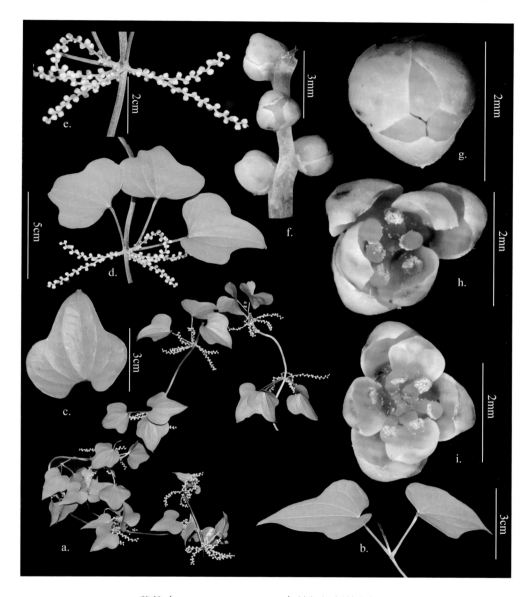

薯蓣（*Dioscorea polystachya*）精细解剖特征组图

a. 缠绕草质藤本。b. 中上部叶对生。c. 叶片卵状三角形，3浅裂。d、e. 雄花序2～8个簇生。
f. 花序轴呈"之"字形曲折。g、h. 花被淡黄色，2轮，每轮3片，离生。i. 雄蕊6枚

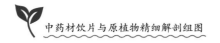

天葵子

【来　　　源】　本品为毛茛科植物天葵 *Semiaquilegia adoxoides* (DC.) Makino 的干燥块根。

【性味与归经】　甘、苦，寒。归肝、胃经。

【功能与主治】　清热解毒，消肿散结。用于治疗痈肿疔疮、乳痈、瘰疬、蛇虫咬伤。

【用法与用量】　9 ～ 15g。

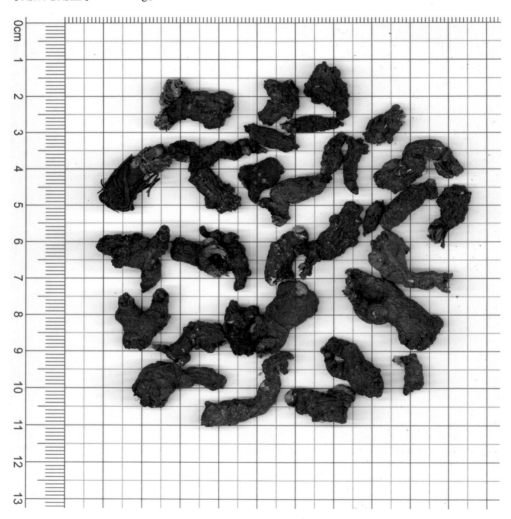

天葵子饮片

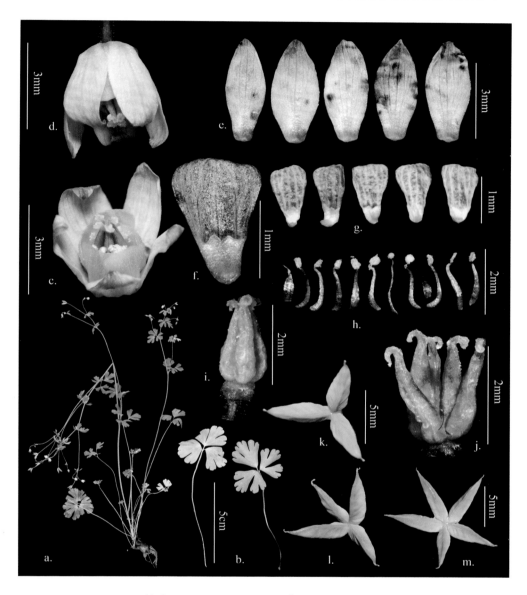

天葵（*Semiaquilegia adoxoides*）精细解剖特征组图

　　a. 多年生草本；具块根。b. 基生叶掌状三出复叶，叶片卵圆形至肾形，小叶片 3 深裂，下面常呈紫色。c、d、e. 萼片 5 片，白色，略带紫色，花瓣状，狭椭圆形。f、g. 花瓣 5 片，匙形，黄色，基部具囊。h. 退化雄蕊 2 枚，条状披针形；雄蕊 8 ～ 14 枚。i、j. 5 个离生单雌蕊。k、l、m. 聚合蓇葖果

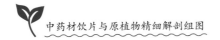

藤梨根

【来　　　源】　本品为猕猴桃科植物中华猕猴桃 *Actinidia chinensis* Planch. 的干燥根及地下茎。

【性味与归经】　苦、涩，凉。

【功能与主治】　清热解毒，活血散结，祛风利湿。用于治疗风湿性关节炎、淋巴结结核、跌扑损伤、痈疖、高血压、胃癌。

【用法与用量】　15 ～ 60g。

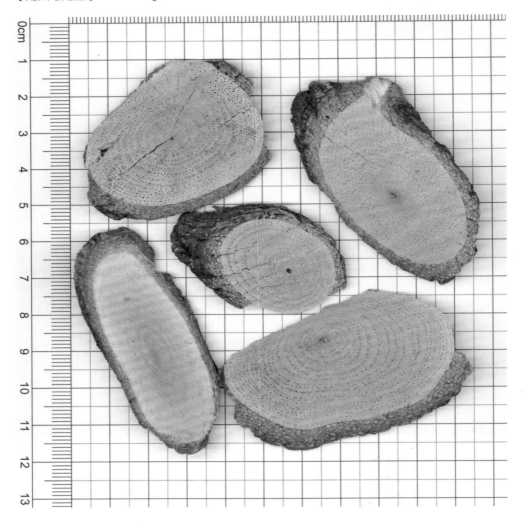

藤梨根饮片

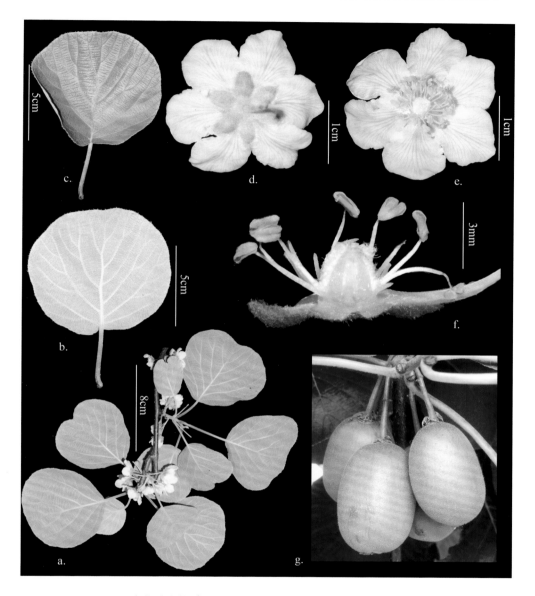

中华猕猴桃（*Actinidia chinensis*）精细解剖特征组图

a. 木质藤本；聚伞花序。b、c. 叶片厚纸质，宽倒卵形、宽卵形或近圆形，先端微凹，基部钝圆形或浅心形，边缘具刺毛状小齿；叶柄略带红色。d、e、f. 雄花花萼3～7片；花瓣3～7片，白色，后变为淡黄色，宽倒卵形；雄蕊多数，花药黄色。g. 果球形或圆柱形，被褐色短绒毛，成熟时变无毛或几无毛

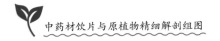
夏天无

【来　　　源】　本品为罂粟科植物伏生紫堇（夏天无）*Corydalis decumbens* (Thunb.) Pers. 的
干燥块茎。

【性味与归经】　苦、微辛，温。归肝经。

【功能与主治】　活血止痛，舒筋活络，祛风除湿。用于治疗中风偏瘫、头痛、跌扑损伤、
风湿痹痛、腰腿疼痛。

【用法与用量】　6 ~ 12g，研末分 3 次服。

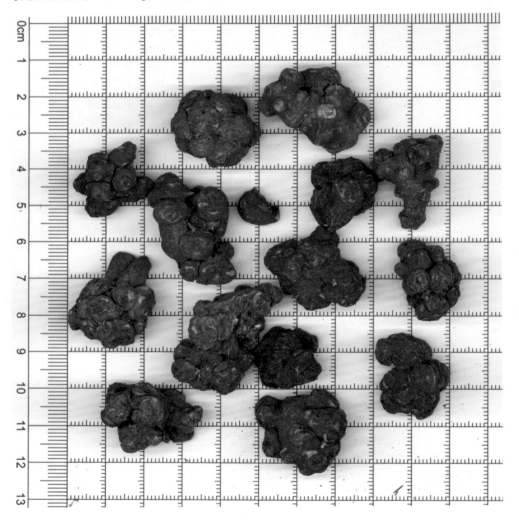

夏天无饮片

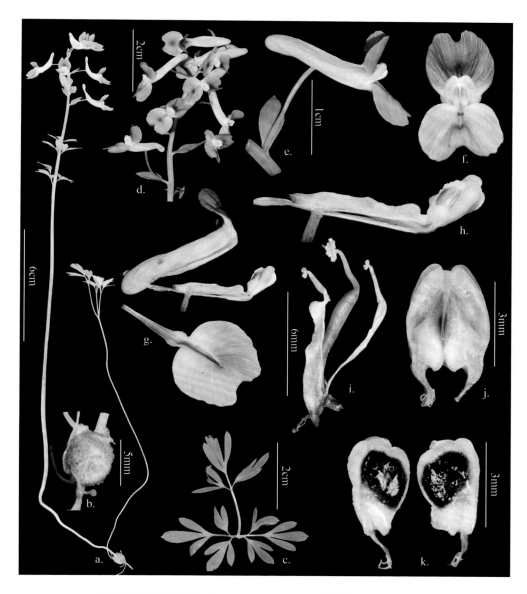

伏生紫堇（夏天无）（*Corydalis decumbens*）精细解剖特征组图

a. 具块茎。b. 块茎圆形。c. 叶二回三出全裂。d. 总状花序疏具 3 ～ 10 朵花。e、f、g. 萼片早落；花瓣 4 片；花瓣粉红色、紫红色；上花瓣有圆筒形距，下花瓣宽匙形，具爪；两侧内花瓣先端黏合。i. 柱头与花柱呈"丁"字形着生；雄蕊 6 枚，合生成 2 束，花丝披针形。h、j、k. 内花瓣顶端具宽而圆的鸡冠状突起

羊乳

【来　　　源】　本品为桔梗科植物羊乳 *Codonopsis lanceolata* (Siebold et Zucc.) Trautv. 的干燥根。

【性味与归经】　甘，平。归肝、脾、肺、大肠经。

【功能与主治】　润肺祛痰，解毒排脓，补中益气。用于治疗肺脓疡、咳嗽、产后缺乳、病后体虚、毒蛇咬伤。

【用法与用量】　9 ～ 15g。

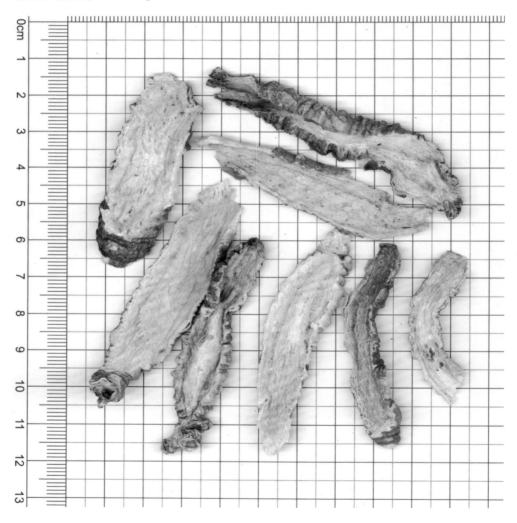

羊乳饮片

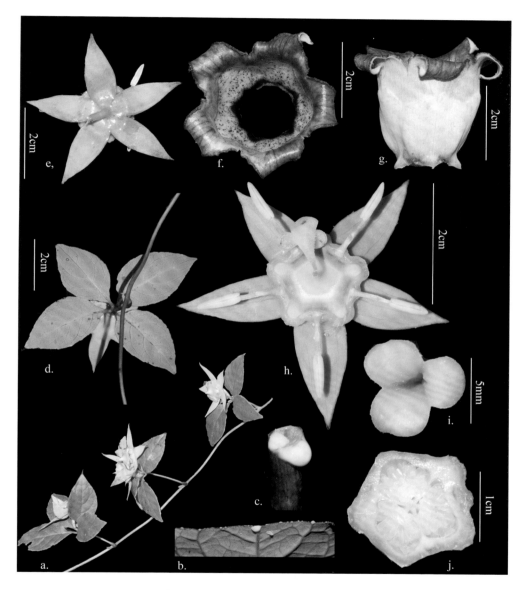

羊乳（*Codonopsis lanceolata*）精细解剖特征组图

a. 多年生缠绕草本。b、c. 植物体具白色乳汁。d. 叶在小枝顶端通常 2 ~ 4 片，簇生；叶片菱状卵形；叶背面白绿色；花单生或对生于小枝顶端。e. 花萼贴生于子房中部，裂片卵状三角形。f、g. 花冠阔钟状，浅裂，裂片三角状，反卷。h、i. 具花盘；雄蕊 5 枚；柱头 3 片状裂；子房下位。j. 中轴胎座；3 室；胚珠多数

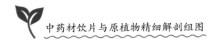

浙贝母

【来　　源】 本品为百合科植物浙贝母 *Fritillaria thunbergii* Miq. 的干燥鳞茎。

【性味与归经】 苦，寒。归肺、心经。

【功能与主治】 清热化痰止咳，解毒散结消痈。用于治疗风热咳嗽、痰火咳嗽、肺痈、乳痈、瘰疬、疮毒。

【用法与用量】 5 ～ 10g。

【注　　意】 不宜与川乌、制川乌、草乌、制草乌、附子同用。

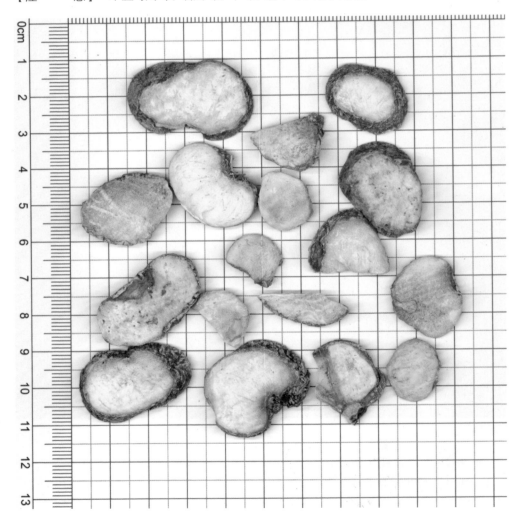

浙贝母饮片

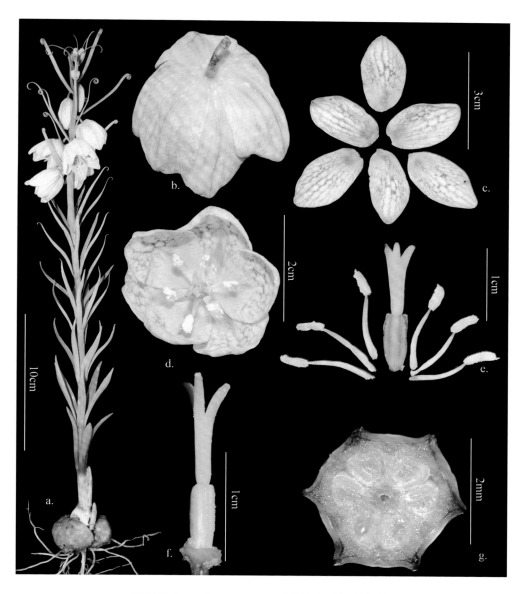

浙贝母（*Fritillaria thunbergii*）精细解剖特征组图

　　a. 多年生草本；具鳞茎，鳞茎扁球形，通常由 2 个肥厚的鳞片组成；茎直立不分枝；茎生叶对生、轮生或散生，上部叶先端卷曲。花钟形，俯垂；总状花序具 3 ~ 9 朵花。b、c、d. 花被片 6 片，2 轮，黄绿色，倒卵形或椭圆形，内面有紫色脉纹和斑点。e. 雄蕊 6 枚。f. 子房上位；柱头 3 裂。g. 中轴胎座；3 室

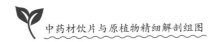

功劳木

【来　　　源】　本品为小檗科植物阔叶十大功劳 *Mahonia bealei* (Fort.) Carr. 或细叶十大功劳 *Mahonia fortunei* (Lindl.) Fedde 的干燥茎。

【性味与归经】　苦，寒。归肝、胃、大肠经。

【功能与主治】　清热燥湿，泻火解毒。用于治疗湿热泻痢、黄疸尿赤、目赤肿痛、胃火牙痛、疮疖痈肿。

【用法与用量】　9 ～ 15g。外用适量。

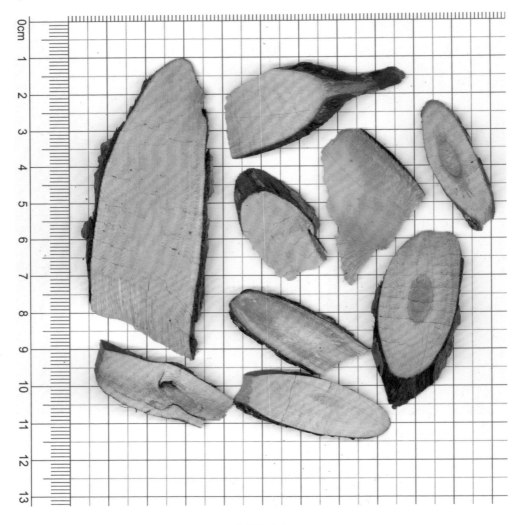

功劳木饮片

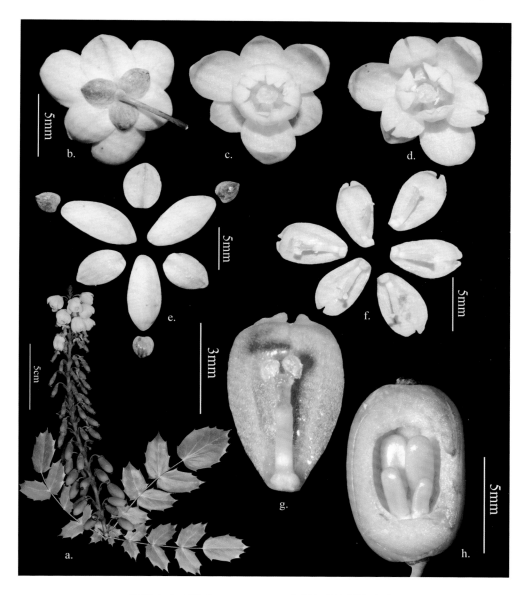

阔叶十大功劳（*Mahonia bealei*）精细解剖特征组图

　　a. 常绿灌木；一回羽状复叶，长 25 ~ 50cm；小叶片厚革质，边缘具 2 ~ 8 个粗大刺齿；侧生小叶片无柄；总状花序直立，通常 3 ~ 9 个簇生。b、c、e. 萼片 9 片，3 轮，内 2 轮萼片黄色。c、d. 花瓣 6 片，黄色，2 轮。f、g. 花瓣先端微缺，基部腺体明显，与雄蕊对生；雄蕊 6 枚。h. 子房长圆状卵形，含基生胚珠 3 ~ 4 个

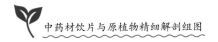

鬼箭羽

【来　　源】　本品为卫矛科植物卫矛 *Euonymus alatus* (Thunb.) Siebold 干燥茎的翅状物。

【性味与归经】　苦，寒。归肝经。

【功能与主治】　破血，通经，杀虫。用于治疗妇女经闭、产后瘀血腹痛、虫积腹痛。

【用法与用量】　4.5 ～ 9.0g。

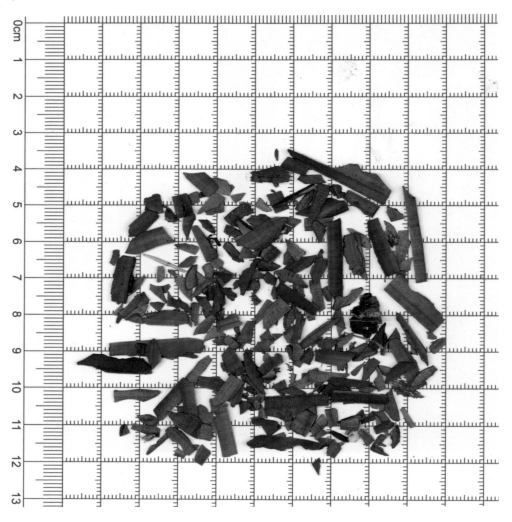

鬼箭羽饮片

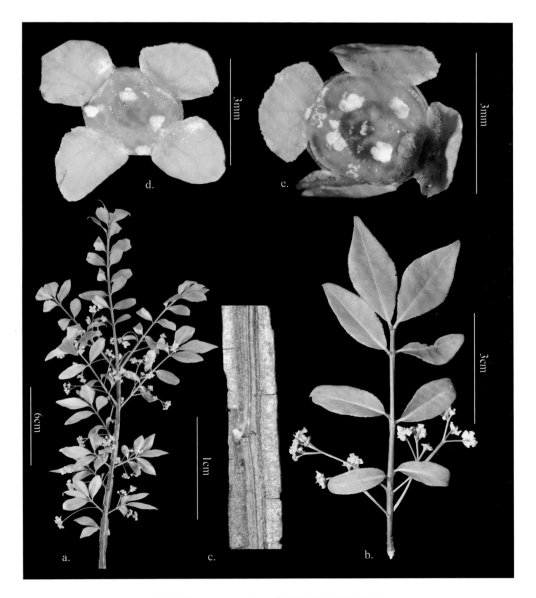

卫矛（*Euonymus alatus*）精细解剖特征组图

a. 落叶灌木。b. 叶对生。叶纸质，倒卵形、菱状倒卵形，先端急尖，基部楔形，边缘具细锯齿；
叶柄极短；聚伞花序腋生，具 3 ~ 5 朵花。c. 小枝上常有 4 列扁平、宽大的木栓翅。d、e. 花 4 数，
淡黄绿色；花盘肥厚，方形；雄蕊具短花丝，生于花盘边缘

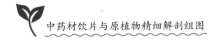

络石藤

【来　　　源】　本品为夹竹桃科植物络石 *Trachelospermum jasminoides* (Lindl.) Lem. 的干燥带叶藤茎。

【性味与归经】　苦，微寒。归心、肝、肾经。

【功能与主治】　祛风通络，凉血消肿。用于治疗风湿热痹、筋脉拘挛、腰膝酸痛、喉痹、痈肿、跌扑损伤。

【用法与用量】　6 ～ 12g。

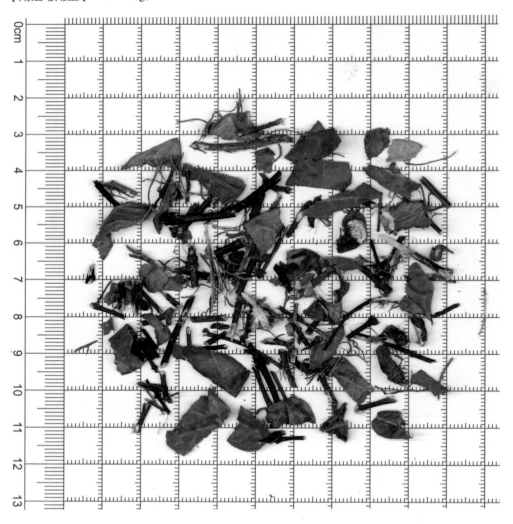

络石藤饮片

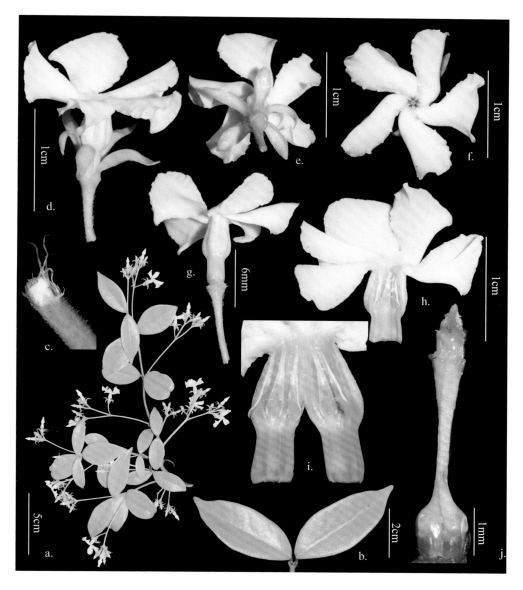

络石（*Trachelospermum jasminoides*）精细解剖特征组图

a. 常绿木质藤本。b. 叶片椭圆形、卵状椭圆形，对生。c. 具白色乳汁。d. 花冠白色，高脚碟形。
e. 花萼 5 深裂，裂片反卷。f. 花冠裂片旋转状。g. 花冠筒中部膨大。h. 雄蕊着生于花冠筒中部。
i. 雄蕊 5 枚；花药箭头形。j. 子房心皮 2 枚，无毛，离生

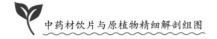
忍冬藤

【来　　　源】　本品为忍冬科植物忍冬 *Lonicera japonica* Thunb. 的干燥茎枝。

【性味与归经】　甘，寒。归肺、胃经。

【功能与主治】　清热解毒，疏风通络。用于治疗温病发热、热毒血痢、痈肿疮疡、风湿热痹、
关节红肿热痛。

【用法与用量】　9 ～ 30g。

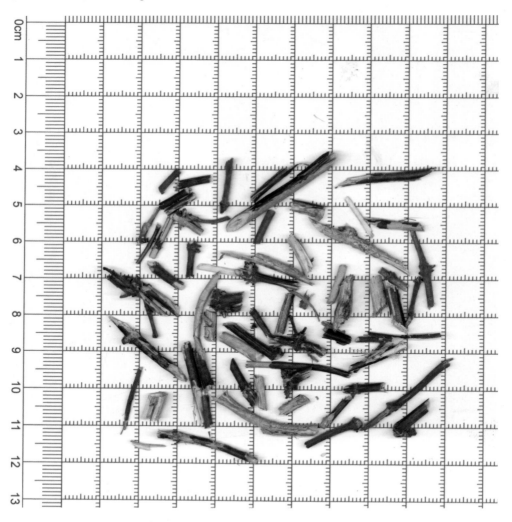

忍冬藤饮片

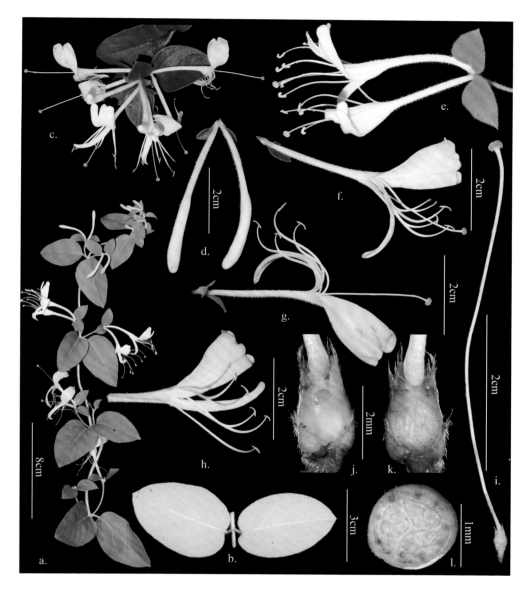

忍冬（*Lonicera japonica*）精细解剖特征组图

a. 木质藤本。b. 叶对生；叶片纸质，卵形至长圆状卵形，先端短尖，基部近心形，两面均密被短柔毛。c. 花成对腋生于枝端；花冠白色，后变为黄色。d. 未开花入药。e. 苞片叶状。e、f、g、h. 花冠唇裂，上唇4裂。雄蕊5枚，花药"丁"字形着生。j. 萼齿5裂，被毛。i、k. 子房下位。l. 中轴胎座，子房3室

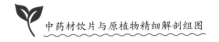

桑枝

【来　　　源】　本品为桑科植物桑 *Morus alba* L. 的干燥嫩枝。

【性味与归经】　微苦，平。归肝经。

【功能与主治】　祛风湿，利关节。用于治疗风湿痹病、肩臂与关节酸痛麻木。

【用法与用量】　9 ～ 15g。

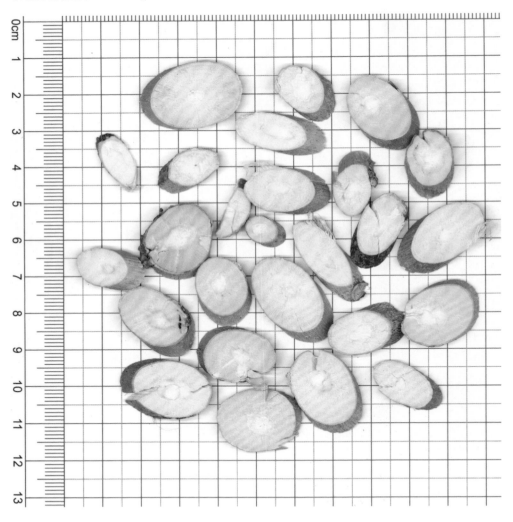

桑枝饮片

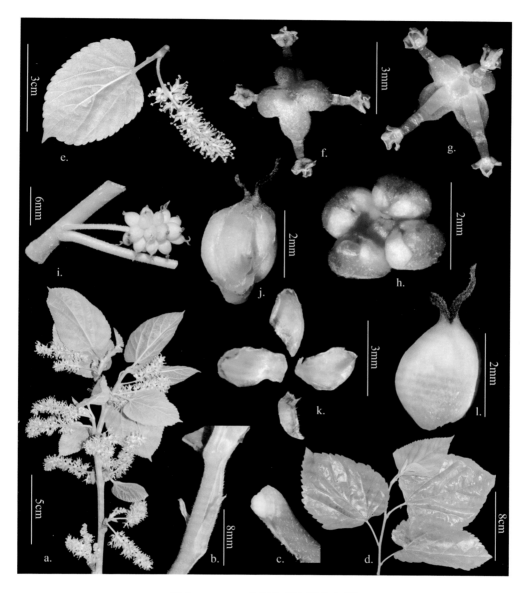

桑（*Morus alba*）精细解剖特征组图

a. 花序与叶同出。b. 具托叶，披针形，早落。c. 具白色乳汁。d. 单叶互生；叶片宽卵形，三出脉，基部近心形，边缘有粗锯齿，齿端无芒尖，上面有光泽。e. 雌雄异株；雄花序为葇荑花序。f、g、h. 雄花花萼4片，雄蕊4枚，花丝在蕾中内折，花丝与花萼对生。i. 雌花序为葇荑花序。j、k. 雌花花萼4片。l. 柱头2裂

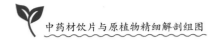

铁皮石斛

【来　　　源】　本品为兰科植物铁皮石斛 *Dendrobium officinale* Kimura et Migo 的干燥茎。

【性味与归经】　甘，微寒。归胃、肾经。

【功能与主治】　益胃生津，滋阴清热。用于治疗热病津伤、口干烦渴、胃阴不足、食少干呕、病后虚热不退、阴虚火旺、骨蒸劳热、目暗不明、筋骨痿软。

【用法与用量】　6 ～ 12g。

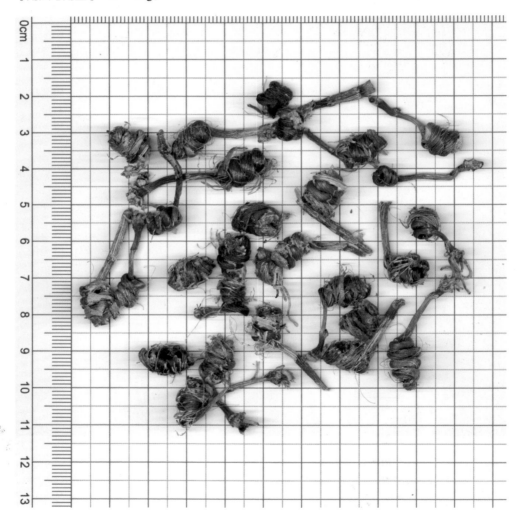

铁皮石斛饮片

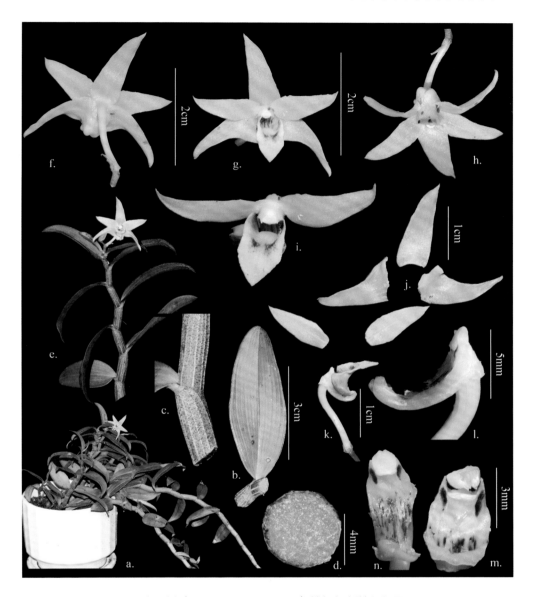

铁皮石斛（*Dendrobium officinale*）精细解剖特征组图

a. 附生草本。b. 叶片纸质，长圆状披针形，基部下延为抱茎的鞘。c、d. 茎圆柱形，粗 4～8mm。e. 总状花序。f、g、h、j. 花黄绿色至淡黄色；萼片和花瓣近相似，长圆状披针形。g、i、k. 唇瓣卵状披针形，不裂，中部以上具紫红色斑块。l、m、n. 合蕊柱黄绿色；药帽长卵状三角形

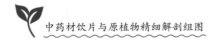

杜仲

【来　　　源】　本品为杜仲科植物杜仲 *Eucommia ulmoides* Oliv. 的干燥树皮。

【性味与归经】　甘，温。归肝、肾经。

【功能与主治】　补肝肾，强筋骨，安胎。用于治疗肝肾不足、腰膝酸痛、筋骨无力、头晕目眩、妊娠漏血、胎动不安。

【用法与用量】　6 ～ 10g。

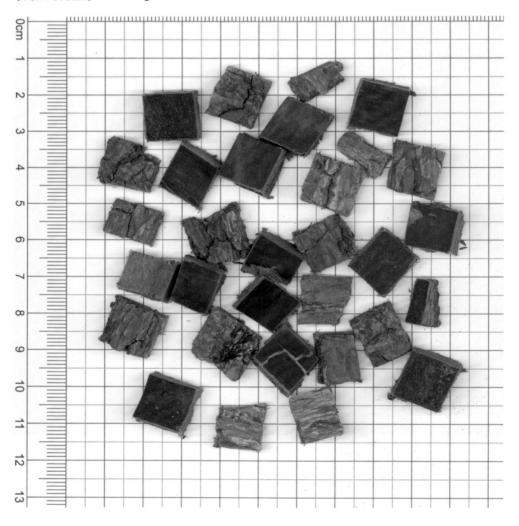

盐杜仲饮片

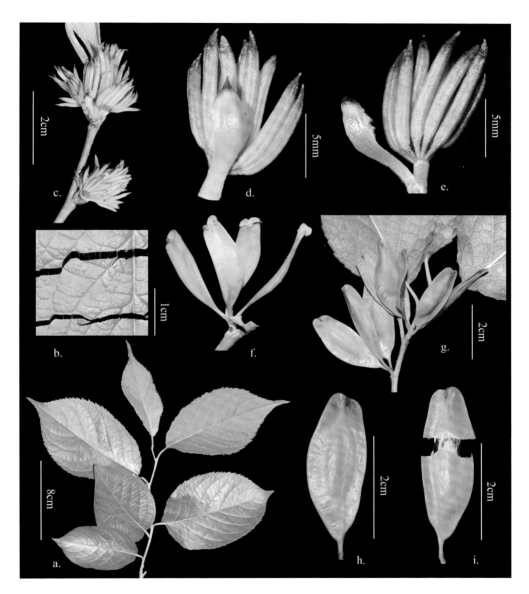

杜仲（*Eucommia ulmoides*）精细解剖特征组图

a. 单叶互生；叶片宽椭圆形至椭圆状卵形或倒卵形，先端渐尖，基部宽楔形，边缘有细锯齿，上面暗绿色，有光泽。b. 叶片折断有白色杜仲胶细丝相连。c. 花单性异株；雄花簇生。d、e. 苞片倒卵状匙形，无花被，雄蕊 5 ~ 10 枚，花药厚条形，花丝极短。f. 子房无毛，先端2 裂。g、h. 翅果扁平，长椭圆形。i. 果皮胶丝含量比叶高

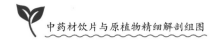

厚朴

【来　　　源】　本品为木兰科植物厚朴 *Magnolia officinalis* Rehder et E.H.Wilson[*] 或凹叶厚朴 *Magnolia officinalis* Rehder et E.H.Wilson var. *biloba* Rehder et E.H.Wilson^{**} 的干燥干皮、根皮及枝皮。

【性味与归经】　苦、辛，温。归脾、胃、肺、大肠经。

【功能与主治】　燥湿消痰，下气除满。用于治疗湿滞伤中、脘痞吐泻、食积气滞、腹胀便秘、痰饮喘咳。

【用法与用量】　3 ～ 10g。

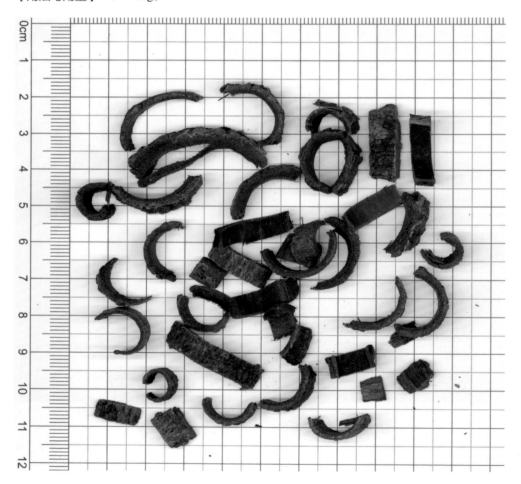

姜厚朴饮片

---

*　厚朴学名已修订为 *Houpoea officinalis*。

**　凹叶厚朴学名已修订为 *Houpoea officinalis* 'Biloba'。

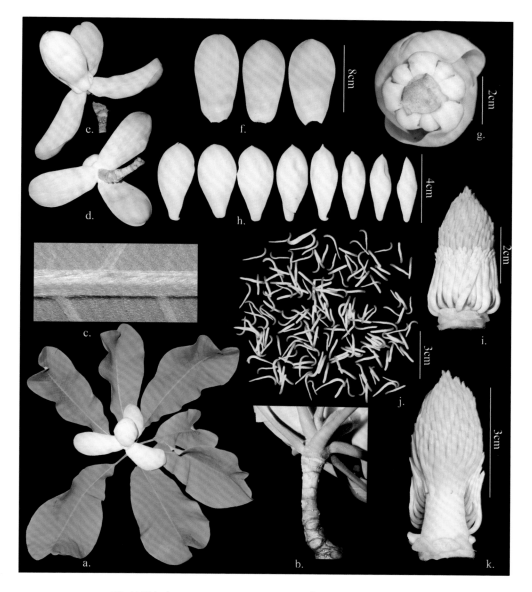

凹叶厚朴（*Houpoea officinalis* 'Biloba'）精细解剖特征组图

a. 叶常集生于枝顶而呈轮生状；叶片长圆状倒卵形，长 20 ~ 30cm，先端具明显凹缺；花与叶同放。b. 茎具环状托叶痕。c. 叶背面被灰色毛。d、e、f、g、h. 花被片 9 ~ 12 片，厚肉质，外轮 3 枚淡绿色，内 2 轮白色。i、j、k. 雌雄蕊多数，螺旋状着生；雄蕊花丝短，花药长

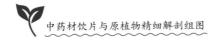

苦楝皮

【来　　源】　本品为楝科植物川楝 *Melia toosendan* Siebold et Zucc. 或楝 *Melia azedarach* L. 的干燥树皮和根皮。

【性味与归经】　苦，寒；有毒。归肝、脾、胃经。

【功能与主治】　杀虫，疗癣。用于治疗蛔虫病、蛲虫病、虫积腹痛；外治疥癣瘙痒。

【用法与用量】　3～6g。外用适量，研末，用猪脂调敷患处。

【注　　意】　孕妇及肝肾功能不全者慎用。

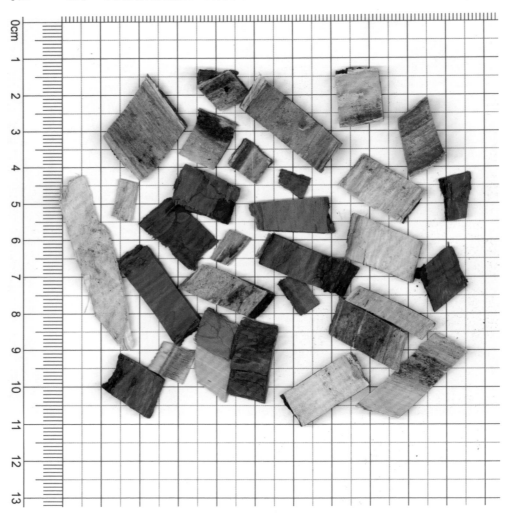

苦楝皮饮片

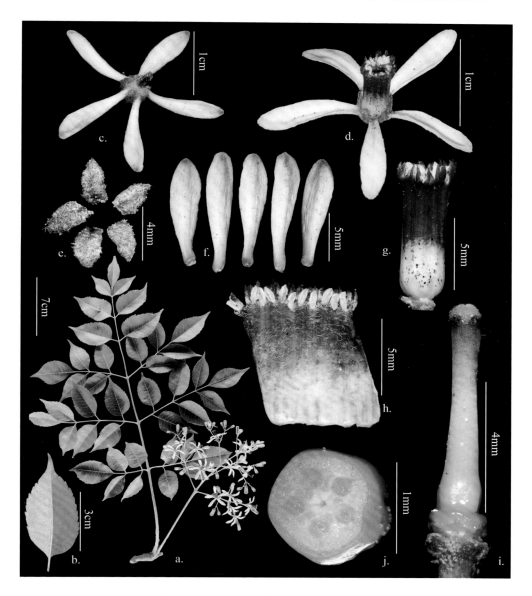

楝（*Melia azedarach*）精细解剖特征组图

　　a、b. 二回奇数羽状复叶，小叶对生；小叶片卵圆形至椭圆形，基部偏斜，边缘有锯齿；圆锥花序。c、e. 花萼 5 片。d、f. 花瓣 5 片，白色带紫。g、h. 雄蕊管紫色，管口有 2 ~ 3 齿裂的狭裂片 10 枚，花药 10（11）枚，着生于裂片内侧，且与裂片互生。i、j. 子房上位；中轴胎座，5 室

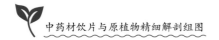

牡丹皮

【来　　源】	本品为毛茛科植物牡丹 *Paeonia suffruticosa* Andrews[*] 的干燥根皮。
【性味与归经】	苦、辛，微寒。归心、肝、肾经。
【功能与主治】	清热凉血，活血化瘀。用于治疗热入营血、温毒发斑、吐血衄血、夜热早凉、无汗骨蒸、经闭痛经、跌扑伤痛、痈肿疮毒。
【用法与用量】	6 ~ 12g。
【注　　意】	孕妇慎用。

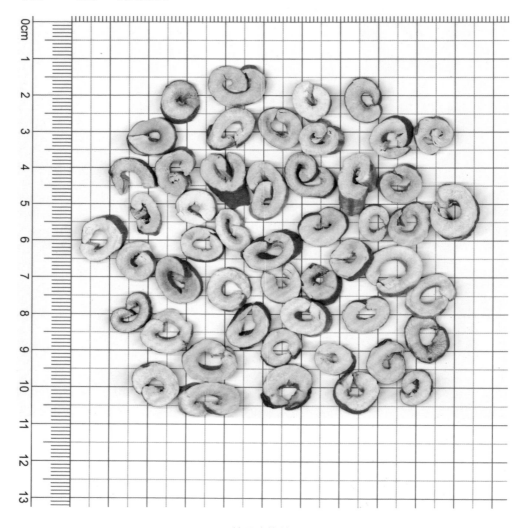

牡丹皮饮片

* 牡丹学名已修订为 *Paeonia × suffruticosa* Andrews。

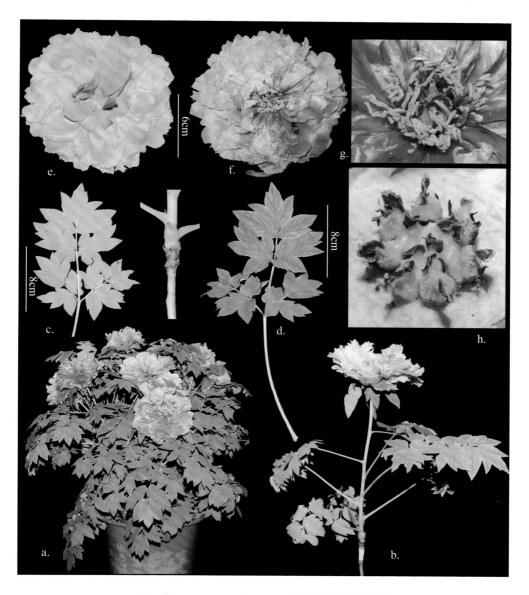

牡丹（*Paeonia × suffruticosa*）精细解剖特征组图

　　a、b、c、d. 二回三出复叶；花单生于枝顶，直径 10 ~ 17cm。e. 苞片 5 片；萼片 5 片，绿色。f. 花瓣 5 片，或为半重瓣至重瓣，花色、形状变异很大。g. 雄蕊多数。h. 心皮 5 枚，或变异为更多

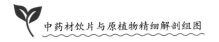

枸骨叶

【来　　　源】　本品为冬青科植物枸骨 *Ilex cornuta* Lindl. ex Paxt. 的干燥叶。

【性味与归经】　苦，凉。归肝、肾经。

【功能与主治】　清热养阴，益肾，平肝。用于治疗肺痨咯血、骨蒸潮热、头晕目眩。

【用法与用量】　9 ~ 15g。

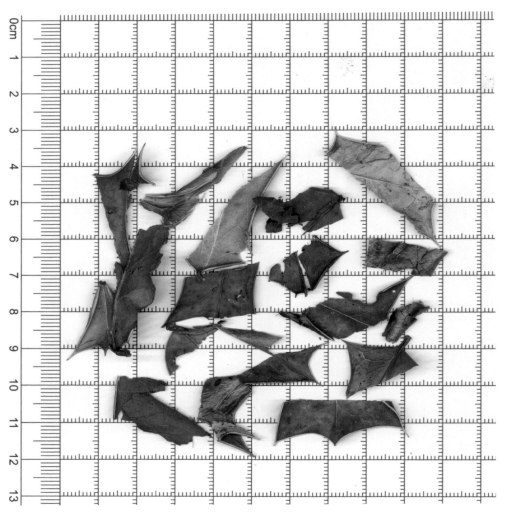

枸骨叶饮片

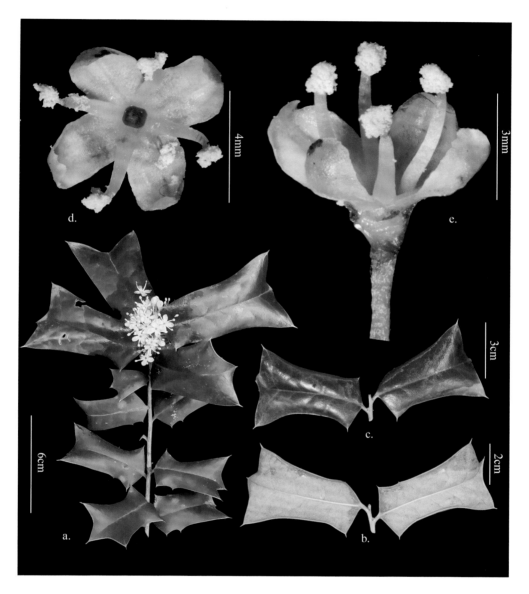

枸骨（*Ilex cornuta*）精细解剖特征组图

a. 常绿灌木；单叶互生；花序簇生于叶腋。b、c. 叶片厚革质，四角状长圆形，先端尖刺状，向下反折，边缘稍反卷，每边具 1～3 宽大刺齿，齿端外展，顶刺通常反折。d、e. 雌雄异株。花淡黄色，4 基数；雄花雄蕊与花瓣互生

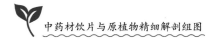

荷叶

【来　　　源】　本品为睡莲科植物莲 *Nelumbo nucifera* Gaertn. 的干燥叶。

【性味与归经】　苦，平。归肝、脾、胃经。

【功能与主治】　清暑化湿，升发清阳，凉血止血。用于治疗暑热烦渴、暑湿泄泻、脾虚泄泻、血热吐衄、便血崩漏。荷叶炭可收涩化痰止血，用于治疗出血症和产后血晕。

【用法与用量】　3 ～ 10g。

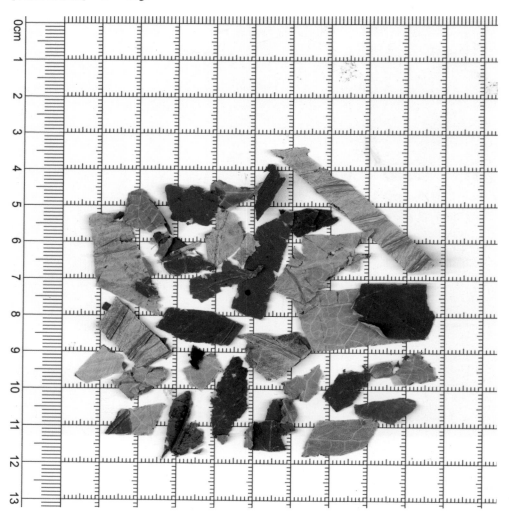

荷叶饮片

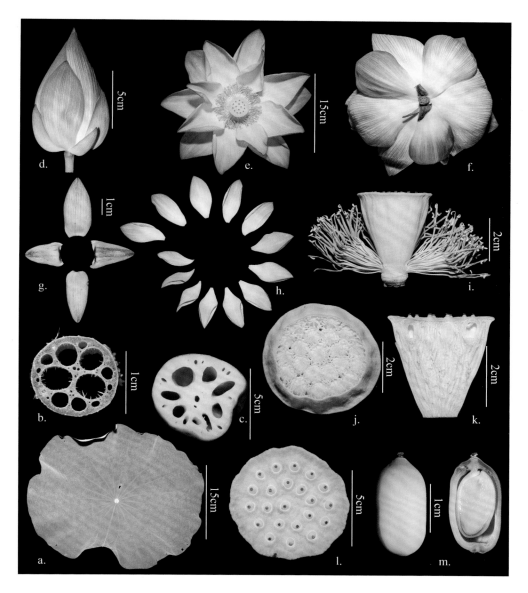

莲（*Nelumbo nucifera*）精细解剖特征组图

　　a. 叶圆形，盾状，直径 25 ~ 90cm，全缘稍呈波状。b. 叶柄圆柱形，中空。c. 根状茎内有多数通气孔道。g. 萼片 4 片。d、e、f、h. 花直径 10 ~ 20cm；花瓣粉红色，由外向内渐小，有时变成雄蕊。 i. 花药条形，花丝细长，着生于花托之下。j、k、l. 花托海绵质，果期膨大。m. 坚果椭球形或卵形

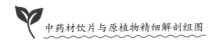

苦丁茶

【来　　　源】　本品为冬青科植物大叶冬青 *Ilex latifolia* Thunb. 的干燥叶。

【性味与归经】　苦，凉。归肝、肺、胃经。

【功能与主治】　疏风清热，活血。用于治疗头痛、目赤口苦、鼻炎、中耳炎。

【用法与用量】　4.5 ～ 9.0g。

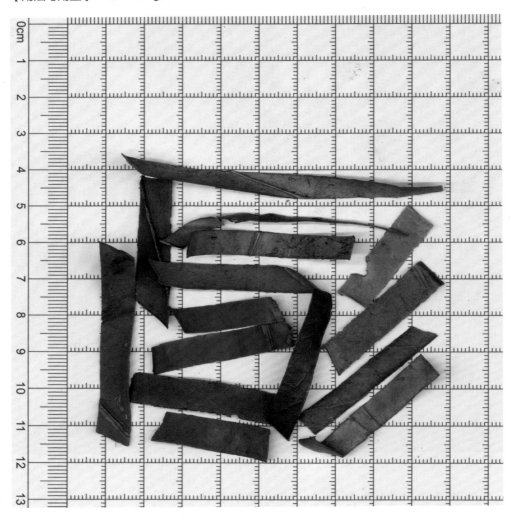

苦丁茶饮片

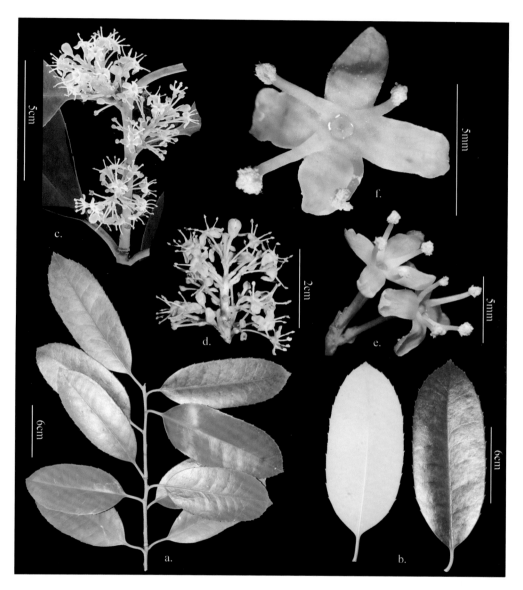

大叶冬青（*Ilex latifolia*）精细解剖特征组图

a. 常绿乔木；单叶互生。b. 叶片厚革质，长圆形至近卵形，长 8～25cm，先端急尖或钝尖，基部宽楔形至近圆形，边缘有疏锯齿。c、d. 雌雄异株；花序簇生，圆锥状，有主轴。e、f. 雄花序每分枝具多花，花 4 基数，花瓣长圆形，基部稍联合，4 枚雄蕊与花瓣互生

木芙蓉叶

【来　　　源】　本品为锦葵科植物木芙蓉 *Hibiscus mutabilis* L. 的干燥叶。

【性味与归经】　辛，平。归肺、肝经。

【功能与主治】　凉血，解毒，消肿，止痛。用于治疗痈疽燉肿、缠身蛇丹、烫伤、目赤肿痛、跌打损伤。

【用法与用量】　10 ～ 30g。外用适量。

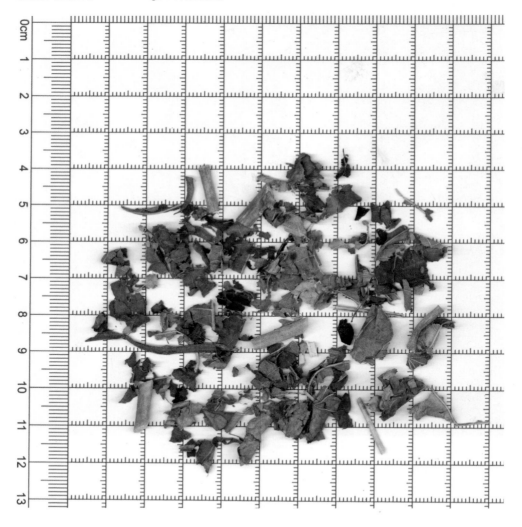

木芙蓉叶饮片

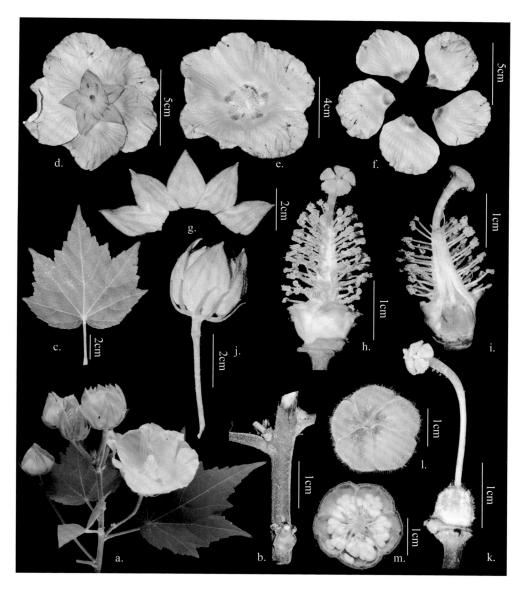

木芙蓉（*Hibiscus mutabilis*）精细解剖特征组图

　　a. 落叶灌木；花单生于枝端或叶腋。b. 小枝被星状毛和短柔毛。c. 叶片宽卵形至圆卵形，掌状 5～7 浅裂。d、g、j. 花萼 5 裂，宿存，具条形副萼。e、f. 花瓣 5 片，基部与雄蕊柱贴生。h、i. 雄蕊多数，花丝围绕雌蕊连合成管状的雄蕊柱，但不与花柱贴生。k. 子房上位，柱头 5 裂。l. 蒴果扁球形，被毛。m. 中轴胎座，5 室

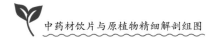

石楠叶

【来　　　源】　本品为蔷薇科植物石楠 *Photinia serrulata* Lindl.*的干燥叶。

【性味与归经】　辛、苦，平；有小毒。归肝、肾经。

【功能与主治】　祛风，通经，益肾。用于治疗风湿痹痛、腰背酸痛、足膝无力、偏头痛。

【用法与用量】　4.5 ～ 9.0g。

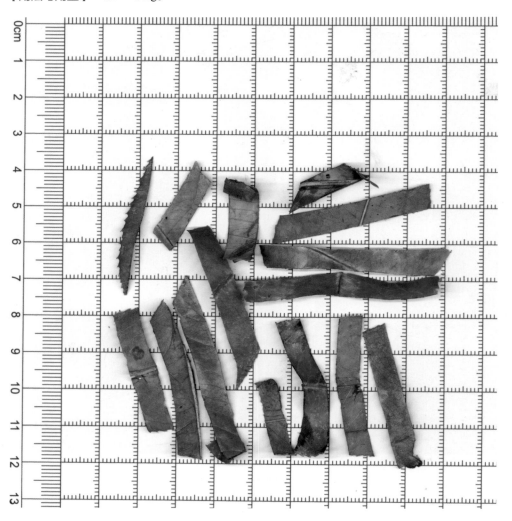

石楠叶饮片

---

*　石楠学名已修订为 *Photinia serratifolia* (Desf.) Kalkman。

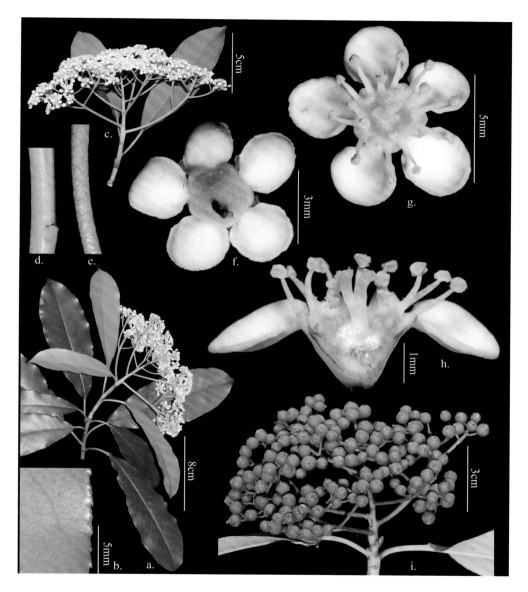

石楠（*Photinia serratifolia*）精细解剖特征组图

a. 常绿灌木或小乔木；叶片厚革质，长椭圆形或长倒卵形，长 9 ~ 22cm。b. 叶边缘疏生
具腺细锯齿。c. 复伞房花序。d. 花序梗无毛。e. 花梗无毛。f. 萼片 5 片，短；花瓣 5 片，白色，
开展。g. 雄蕊 20 枚。h. 柱头 2 裂；子房半下位。i. 果实红色，球形

合欢花

【来　　　源】　本品为豆科植物合欢 *Albizia julibrissin* Durazz. 的干燥花序或花蕾。
【性味与归经】　甘，平。归心、肝经。
【功能与主治】　解郁安神。用于治疗心神不安、忧郁失眠。
【用法与用量】　5 ~ 10g。

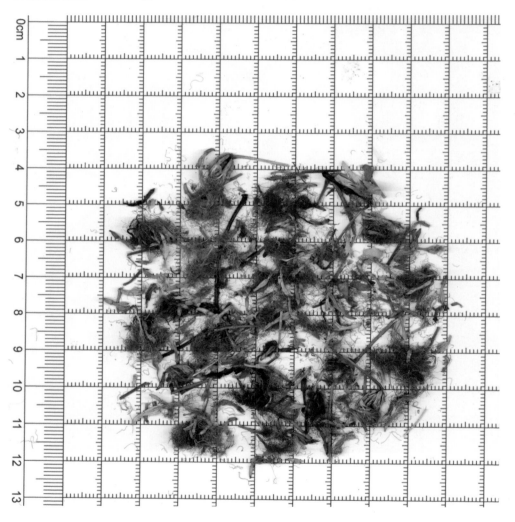

合欢花饮片

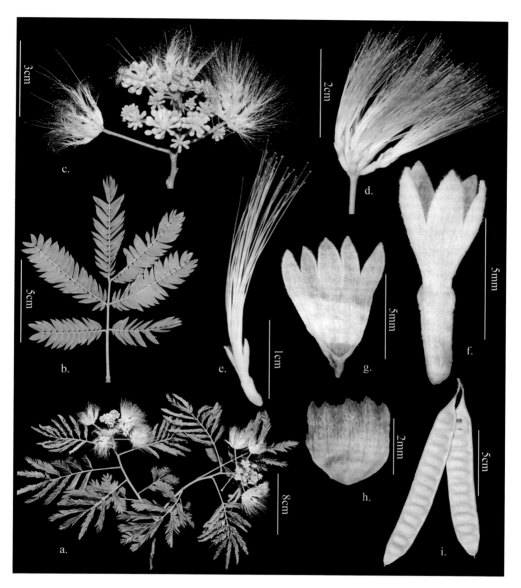

合欢（*Albizia julibrissin*）精细解剖特征组图

a. 落叶乔木；叶互生。b. 二回羽状复叶；小叶片长圆形，先端圆钝，基部偏斜，全缘。
c. 头状花序于枝顶排成圆锥花序。d. 头状花序。e. 雄蕊多数，花丝长 2.5cm。f、h. 花萼管状，
长 3mm。g. 花冠长 8mm，5 裂。i. 荚果带状

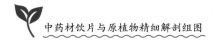

凌霄花

【来　　源】　本品为紫葳科植物凌霄 *Campsis grandiflora* (Thunb.) K. Schum. 或美洲凌霄
（厚萼凌霄）*Campsis radicans* (L.) Seem. 的干燥花。

【性味与归经】　甘、酸，寒。归肝、心包经。

【功能与主治】　活血通经，凉血祛风。用于治疗月经不调、经闭癥瘕、产后乳肿、风疹发红、
皮肤瘙痒、痤疮。

【用法与用量】　5 ～ 9g。

【注　　意】　孕妇慎用。

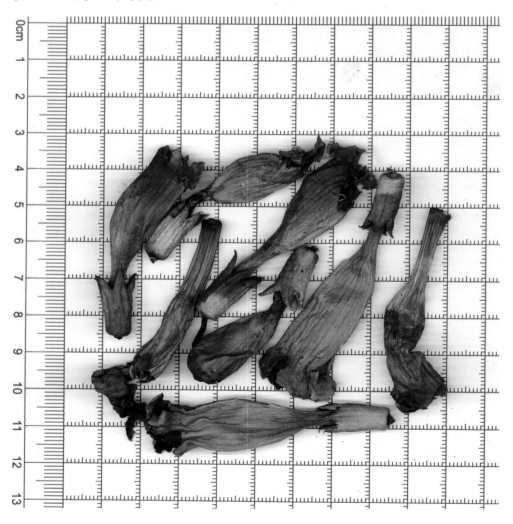

凌霄花饮片

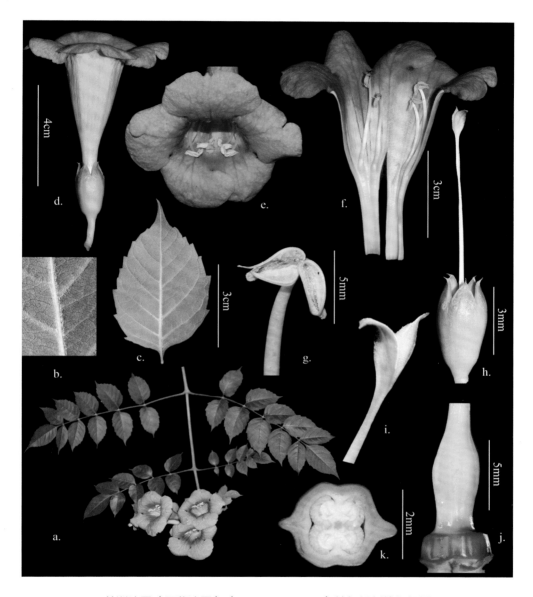

美洲凌霄（厚萼凌霄）（*Campsis radicans*）精细解剖特征组图

a. 攀缘藤本；叶对生；奇数羽状复叶；小叶 9 ～ 11 片。b. 叶背面被短柔毛，或至少沿中脉被短柔毛。c. 小叶片卵状椭圆形，先端渐尖，基部偏斜，边缘具锯齿。d、h. 花萼钟状，5 裂至 1/3 处。d、e. 花冠漏斗状钟形，檐部微呈二唇形，橙红色至鲜红色。f. 雄蕊 4 枚，二强雄蕊，冠生雄蕊。g. 花药 "丁" 字形着生。i. 柱头扁平，2 裂。j. 子房上位，具下位花盘。k. 子房 2 室

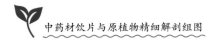
辛夷

【来　　　源】　本品为木兰科植物望春花（望春玉兰）*Magnolia biondii* Pamp.、玉兰
　　　　　　　　Magnolia denudata Desr. 或武当玉兰 *Magnolia sprengeri* Pamp. 的干燥花蕾。*

【性味与归经】　辛，温。归肺、胃经。

【功能与主治】　散风寒，通鼻窍。用于治疗风寒头痛、鼻塞流涕、鼻鼽、鼻渊。

【用法与用量】　3～10g，包煎。外用适量。

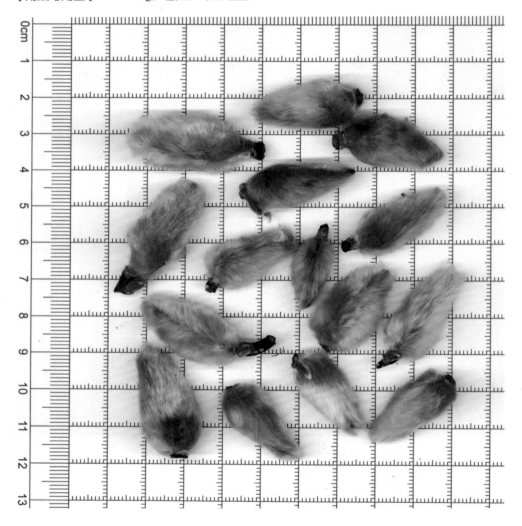

辛夷饮片

---

* 　望春玉兰、玉兰和武当玉兰的学名已分别修订为 *Yulania biondii*、*Y. denudata* 和 *Y. sprengeri*。

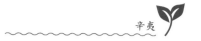

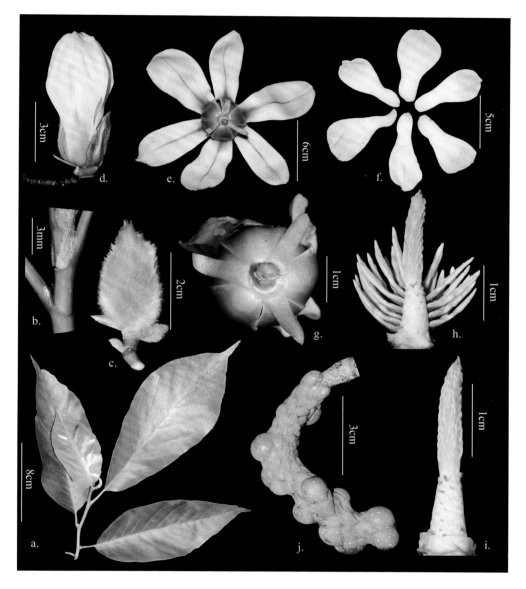

望春花（望春玉兰）（*Yulania biondii*）精细解剖特征组图

　　a. 单叶互生，叶全缘；叶片椭圆状卵形或狭倒卵形。b. 茎节具环状托叶痕；叶柄具托叶痕，长为叶柄的 1/5 ～ 1/3。c. 花蕾密被白色绢毛。d. 花顶生；先花后叶。e、f. 内 2 轮花被花瓣状，白色，外面中下部常呈紫红色。e、g. 花被片 9 片，二型，外轮 3 枚条形。h. 雄蕊多数；花药长，花丝短。i. 雌蕊多数。j. 聚合蓇葖果

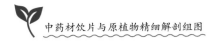

月季花

【来　　　源】　本品为蔷薇科植物月季 *Rosa chinensis* Jacq. 的干燥花。
【性味与归经】　甘，温。归肝经。
【功能与主治】　活血调经，疏肝解郁。用于治疗气滞血瘀、月经不调、痛经、闭经、胸胁胀痛。
【用法与用量】　3 ～ 6g。

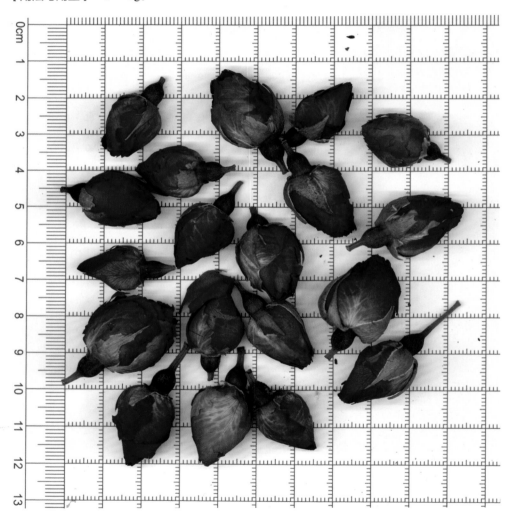

月季花饮片

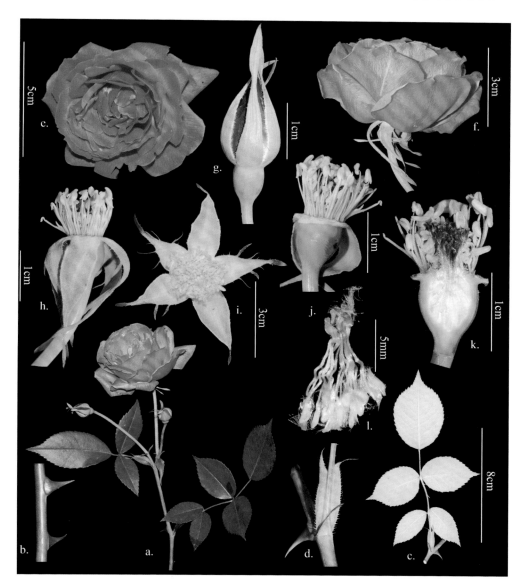

月季花（*Rosa chinensis*）精细解剖特征组图

a、b. 具皮刺；奇数羽状复叶，小叶 3～5 片。c、d. 托叶与总叶柄大部分贴生，边缘光滑。
e、f、g. 花萼 5 片；花瓣重瓣。h、i. 雄蕊多数。j、k. 雌蕊多数，着生于肉质萼筒内。l. 离生心皮，
多数，表面有毛

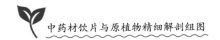

白扁豆

【来　　源】　本品为豆科植物扁豆 *Dolichos lablab* L.* 的干燥成熟种子。

【性味与归经】　甘，微温。归脾、胃经。

【功能与主治】　健脾化湿，和中消暑。用于治疗脾胃虚弱、食欲不振、大便溏泻、白带过多、
暑湿吐泻、胸闷腹胀。炒白扁豆可健脾化湿，用于治疗脾虚泄泻、白带过多。

【用法与用量】　9 ～ 15g。

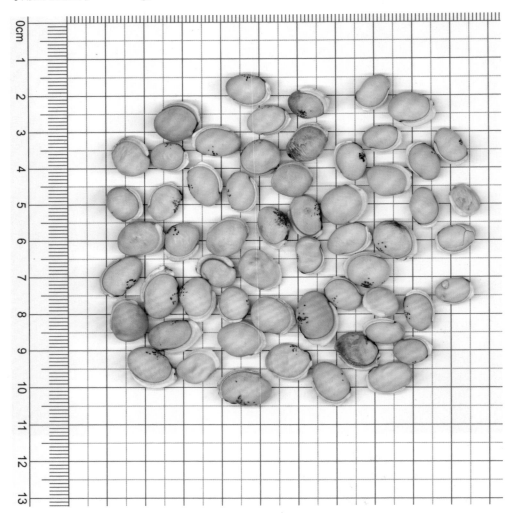

白扁豆饮片

---

* 　扁豆学名已修订为 *Lablab purpureus* (L.) Sweet。

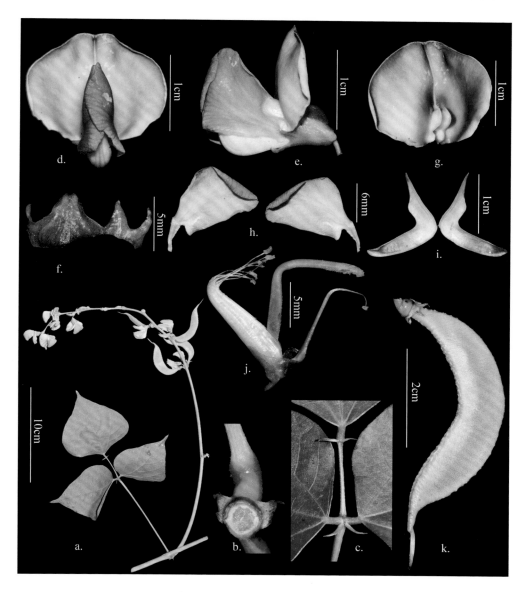

扁豆（*Lablab purpureus*）精细解剖特征组图

a. 缠绕藤本；羽状三出复叶；总状花序腋生。b. 具托叶。c. 小叶具线形托叶。d、e. 蝶形花冠；花冠白色或紫色。f. 花萼上方 2 裂齿几完全合生，下方的 3 枚近相等。g. 旗瓣基部两侧有 2 附属体。h. 翼瓣宽倒卵形。i. 龙骨瓣呈直角弯曲。j. 两体雄蕊；花柱比子房长，弯曲近 90°。k. 荚果扁平，绿色或紫色，顶端有弯喙

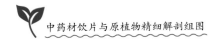

白果

【来　　　源】　本品为银杏科植物银杏 *Ginkgo biloba* L. 的干燥成熟种子。
【性味与归经】　甘、苦、涩，平；有毒。归肺、肾经。
【功能与主治】　敛肺定喘，止带缩尿。用于治疗痰多喘咳、带下白浊、遗尿尿频。
【用法与用量】　5 ~ 10g。
【注　　　意】　生食有毒。

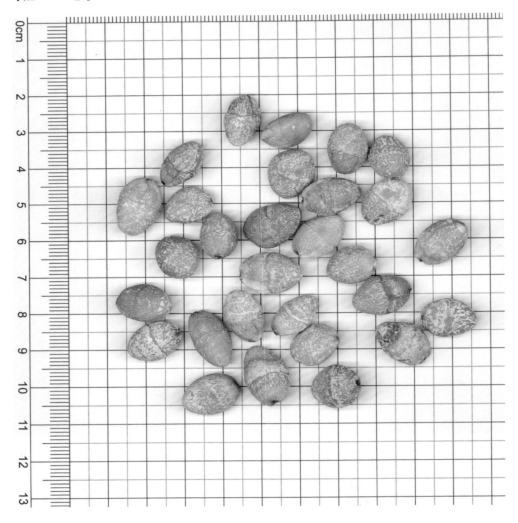

白果饮片

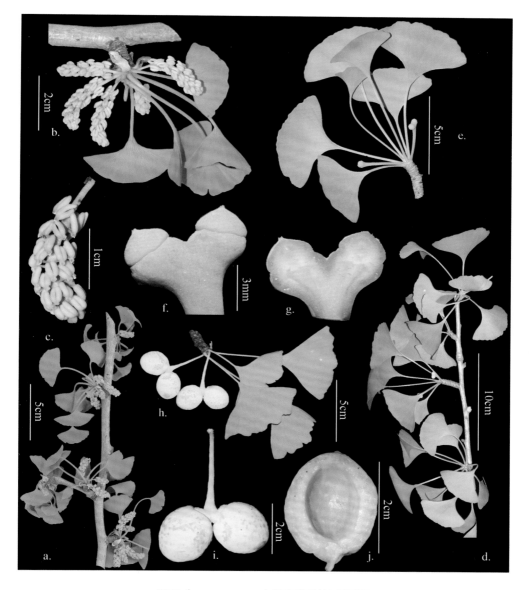

银杏（*Ginkgo biloba*）精细解剖特征组图

a. 叶扇形；雄株，雄花序着生于短枝上。b. 雄花序为荑蓑花序。c. 雄蕊具 2 个花药。d. 雌株，雌花序着生于短枝上。e、f、g. 雌球花具长梗，梗端常分两叉，叉顶生一盘状珠座，胚珠着生其上。h、i. 种子具长梗，种子核果状，外被白粉。j. 外种皮肉质，熟时黄色；中种皮骨质；内种皮膜质，淡红褐色；胚乳肉质

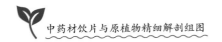

柏子仁

【来　　　源】　本品为柏科植物侧柏 *Platycladus orientalis* (L.) Franco 的干燥成熟种仁。

【性味与归经】　甘，平。归心、肾、大肠经。

【功能与主治】　养心安神，润肠通便，止汗。用于治疗阴血不足、虚烦失眠、心悸怔忡、肠燥便秘、阴虚盗汗。

【用法与用量】　3 ～ 10g。

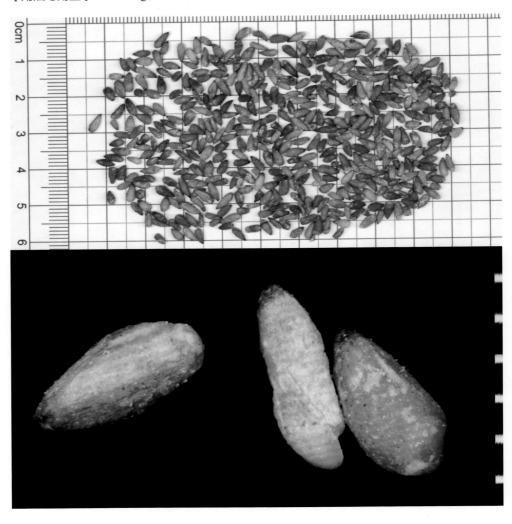

柏子仁饮片

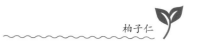

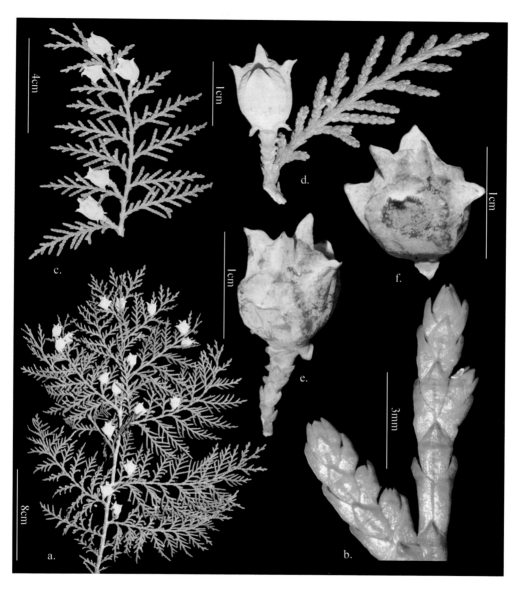

侧柏（*Platycladus orientalis*）精细解剖特征组图

a. 常绿乔木。b. 鳞片叶交互对生。c. 小枝扁平侧展向上。d、e、f. 雌球果近卵圆形，成熟前近肉质，蓝绿色，被白粉；成熟后木质，开裂，红褐色

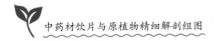

薜荔果

【来　　　源】　本品为桑科植物薜荔 *Ficus pumila* L. 的干燥不孕花序托。

【性味与归经】　甘、涩，平。

【功能与主治】　舒筋活络，软坚散结，通乳，固精。用于治疗肾虚腰痛、癥瘕积聚、遗精、白带、乳汁不下。

【用法与用量】　9 ～ 15g。

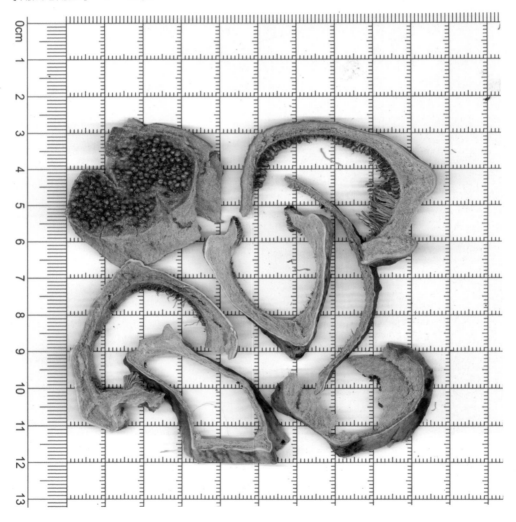

薜荔果饮片

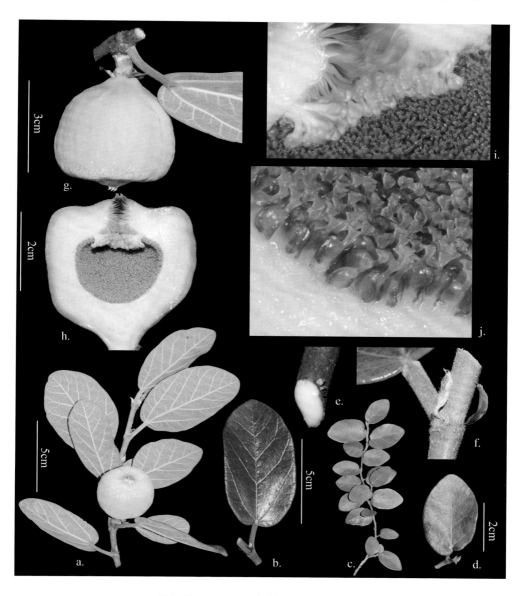

薜荔（*Ficus pumila*）精细解剖特征组图

a、b、c、d. 攀缘灌木；单叶互生，叶全缘；叶两型，结果枝上叶厚革质，卵状椭圆形，长 5 ~ 10cm，先端钝形，基部圆形至浅心形；不结果枝叶卵状心形，长约 2.5cm，薄革质，基部稍不对称。e. 具白色乳汁。f. 有托叶，披针形，早落。g. 隐头花序，雌雄异株，生有雄花和瘿花者隐花果顶端较平坦，生有雌花者隐花果顶端突起而钝圆。h、i. 雄花着生于隐花果内壁口部，有柄。j. 瘿花花柱侧生

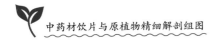

苦杏仁

【来　　源】　本品为蔷薇科植物野杏 *Prunus armeniaca* L.var. *ansu* Maxim.、西伯利亚杏 *Prunus sibirica* L.、东北杏 *Prunus mandshurica* (Maxim.) Koehne 或杏 *Prunus armeniaca* L. 的干燥成熟种子。

【性味与归经】　苦，微温；有小毒。归肺、大肠经。

【功能与主治】　降气止咳平喘，润肠通便。用于治疗咳嗽气喘、胸满痰多、肠燥便秘。

【用法与用量】　5 ~ 10g，生品入煎剂后下。

【注　　意】　内服不宜过量，以免中毒。

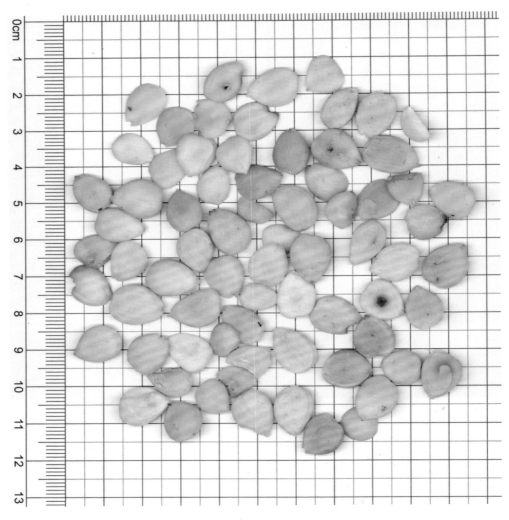

燀苦杏仁饮片

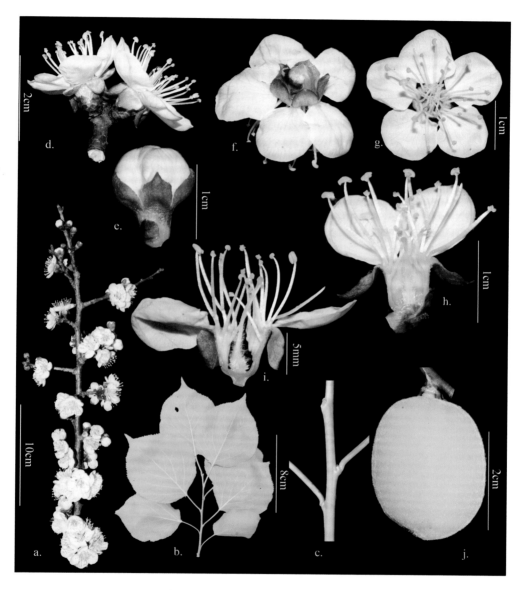

杏（*Prunus armeniaca*）精细解剖特征组图

a. 花先于叶开放。b. 单叶互生；叶片宽卵形或圆卵形，先端急尖至短渐尖，基部圆形至近心形，叶边有圆钝锯齿。c. 一年生枝浅红褐色。d、e、f. 花萼萼筒圆筒形，萼片卵形至卵状长圆形，花后反折。g. 花瓣圆形至倒卵形，白色略带红色，具短爪；雄蕊多数，稍短于花瓣。h、i. 子房上位。j. 果实为核果

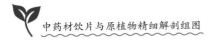

路路通

【来　　　源】　本品为金缕梅科植物枫香树 *Liquidambar formosana* Hance 的干燥成熟果序。
【性味与归经】　苦，平。归肝、肾经。
【功能与主治】　祛风活络，利水，通经。用于治疗关节痹痛、麻木拘挛、水肿胀满、乳少、
经闭。
【用法与用量】　5 ～ 10g。

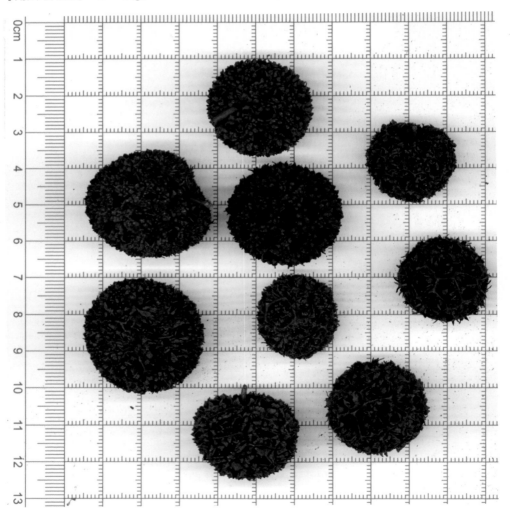

炒路路通饮片

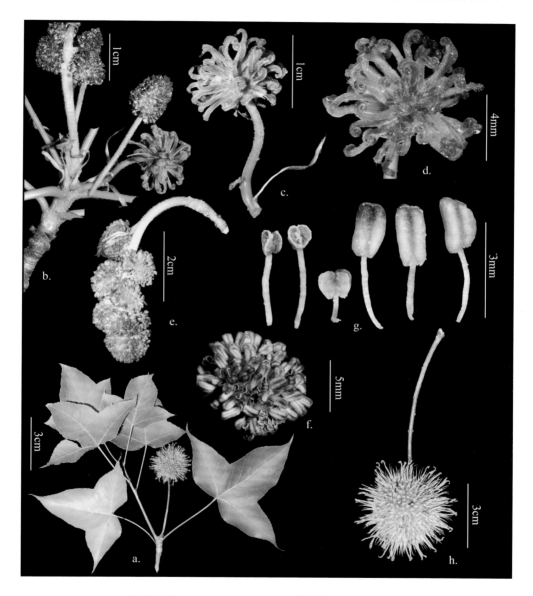

枫香树（*Liquidambar formosana*）精细解剖特征组图

　　a. 落叶大乔木；单叶互生；叶片 3 浅裂，裂片先端尾状渐尖，基部心形。b、e、f、g. 短穗状雄花序多个排成总状，雄蕊多数，花丝不等长。b、c、d. 雌花 24 ～ 43 朵排成头状花序。h. 果序球形

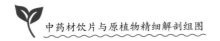

山楂

【来　　　源】　本品为蔷薇科植物山里红 *Crataegus pinnatifida* Bge. var. *major* N. E. Br. 或山
楂 *Crataegus pinnatifida* Bge. 的干燥成熟果实。

【性味与归经】　酸、甘，微温。归脾、胃、肝经。

【功能与主治】　消食健胃，行气散瘀，化浊降脂。用于治疗肉食积滞、胃脘胀满、泻痢腹痛、
瘀血经闭、产后瘀阻、心腹刺痛、胸痹心痛、疝气疼痛、高脂血症。炒山
楂消食导滞作用增强，用于治疗肉食积滞、泻痢不爽。

【用法与用量】　9 ~ 12g。

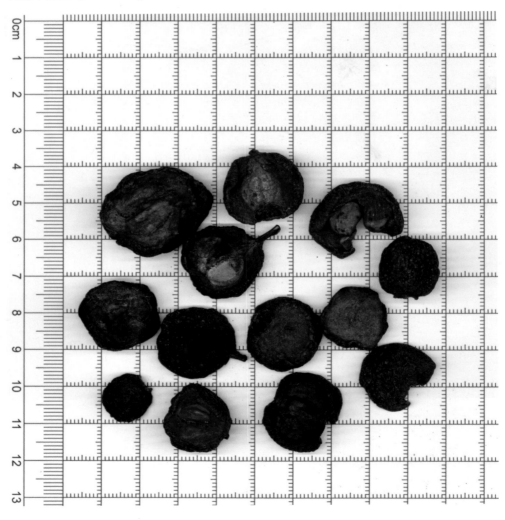

炒山楂饮片

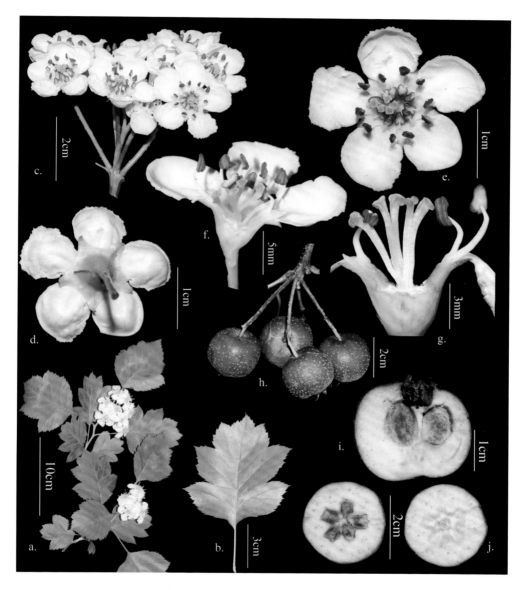

山楂（*Crataegus pinnatifida*）精细解剖特征组图

　　a. 落叶小乔木；单叶互生。b. 叶片宽卵形，基部截形至宽楔形，通常两侧各有 3 ~ 5 羽状深裂片，边缘具尖锐而稀疏的不规则重锯齿。c. 伞房花序。d. 萼筒钟状；萼片三角卵形至披针形，全缘，约与萼筒等长。e. 花瓣白色，倒卵形或近圆形；雄蕊 20 枚，花药粉红色。f、g. 柱头花柱 5 裂；子房下位。h、i、j. 果实近球形，深红色，具浅色斑点

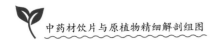

王不留行

【来　　　源】 本品为石竹科植物麦蓝菜 *Vaccaria segetalis* (Neck.) Garcke* 的干燥成熟种子。
【性味与归经】 苦，平。归肝、胃经。
【功能与主治】 活血通经，下乳消肿，利尿通淋。用于治疗经闭、痛经、乳汁不下、乳痈肿痛、
　　　　　　　　淋证涩痛。
【用法与用量】 5 ~ 10g。
【注　　　意】 孕妇慎用。

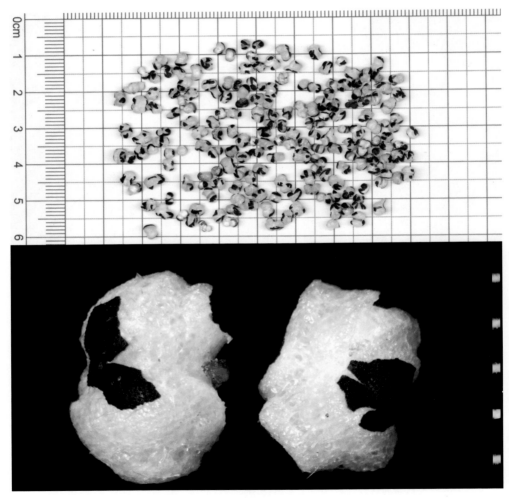

炒王不留行饮片

---

*　麦蓝菜学名已修订为 *Gypsophila vaccaria* Sm.。

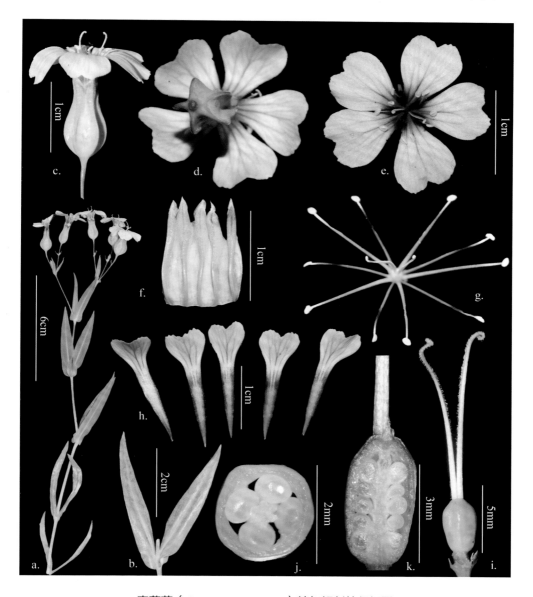

麦蓝菜（*Gypsophila vaccaria*）精细解剖特征组图

a. 草本，叶对生；圆锥状聚伞花序。b. 叶片卵状披针形，对生叶基部稍合生。c、d、f. 花萼5裂，合生；花萼筒卵状圆筒形，外具5翅状脉棱，萼筒中下部膨大，上部狭窄。g. 雄蕊10枚。e、h. 花瓣5片，离生；分爪部和檐部。i. 柱头花柱2裂；子房上位。j、k. 特立中央胎座

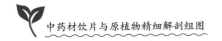

楮实子

【来　　　源】　本品为桑科植物构树 *Broussonetia papyrifera* (L.) Vent. 的干燥成熟果实。

【性味与归经】　甘，寒。归肝、肾经。

【功能与主治】　补肾清肝，明目，利尿。用于治疗肝肾不足、腰膝酸软、虚劳骨蒸、头晕目昏、目生翳膜、水肿胀满。

【用法与用量】　6 ~ 12g。

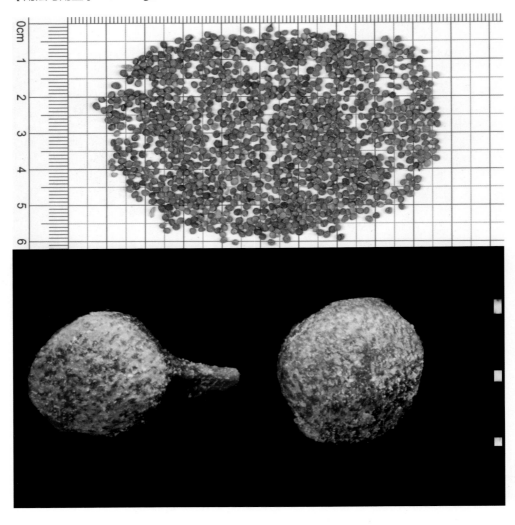

楮实子饮片

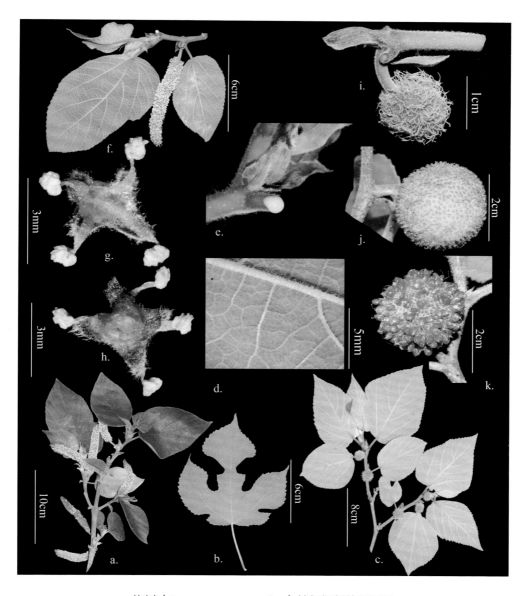

构树（*Broussonetia papyrifera*）精细解剖特征组图

a、c. 雌雄异株；雄花序为葇荑花序，雌花序头状；叶片阔卵形，叶基偏斜，三出脉。
b. 幼苗叶片宽卵形，先端尖，基部圆形或稍呈心形，常 3～5 不规则深裂。d. 叶背具粗糙伏毛。
e. 具白色乳汁；有托叶，三角形，早落。f. 雄花序为葇荑花序。g、h. 萼片 4 片，雄蕊 4 枚。
i. 雌花序头状。j、k. 聚花果球形，红色

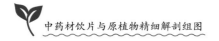

大枣

【来　　　源】　本品为鼠李科植物枣 *Ziziphus jujuba* Mill.* 的干燥成熟果实。

【性味与归经】　甘，温。归脾、胃、心经。

【功能与主治】　补中益气，养血安神。用于治疗脾虚食少、乏力便溏、妇人脏躁。

【用法与用量】　6 ～ 15g。

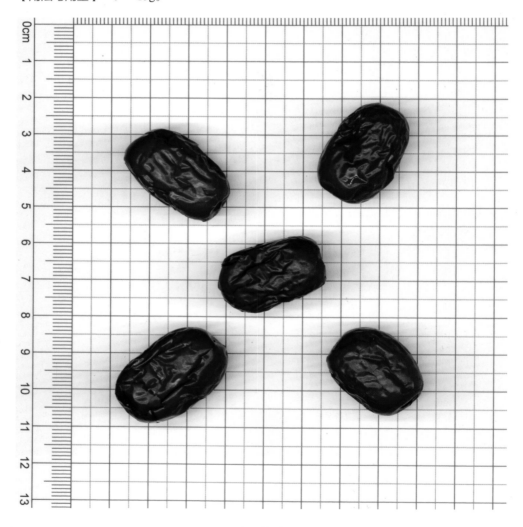

大枣饮片

---

* 精细解剖特征组图使用的是无刺枣，无刺枣与枣的主要区别是长枝无皮刺，幼枝无托叶刺。

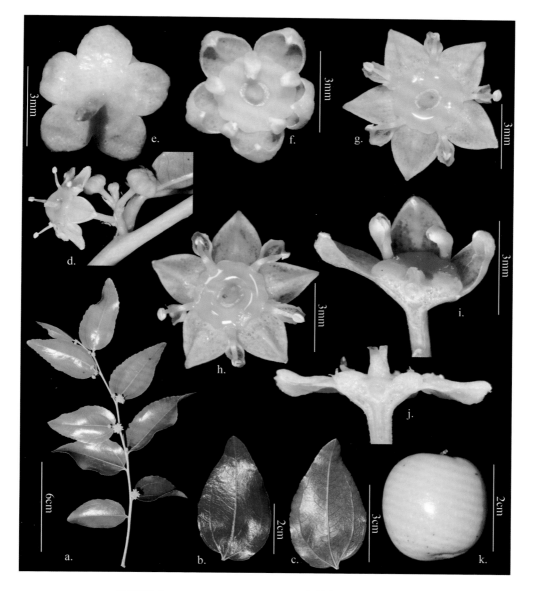

无刺枣（*Ziziphus jujuba* var. *inemmis*）精细解剖特征组图

a. 落叶小乔木；单叶互生。b、c. 叶纸质，卵形，顶端具小尖头，基部稍不对称，边缘具圆齿状锯齿，基生三出脉。d. 花 2 ~ 8 朵密集成腋生聚伞花序。e. 花黄绿色；萼片 5 裂，卵状三角形。f、g、h. 花瓣 5 片，倒卵圆形，基部有爪，与雄蕊等长。i、j. 花盘厚，肉质，圆形，子房下部藏于花盘内。k. 核果矩圆形

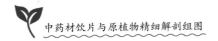

覆盆子

【来　　　源】　本品为蔷薇科植物华东覆盆子（掌叶覆盆子）*Rubus chingii* Hu 的干燥果实。

【性味与归经】　甘、酸，温。归肝、肾、膀胱经。

【功能与主治】　益肾固精缩尿，养肝明目。用于治疗遗精滑精、遗尿尿频、阳痿早泄、目暗昏花。

【用法与用量】　6 ～ 12g。

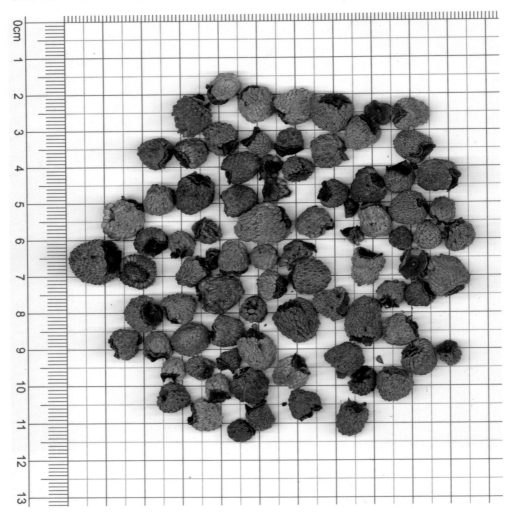

覆盆子饮片

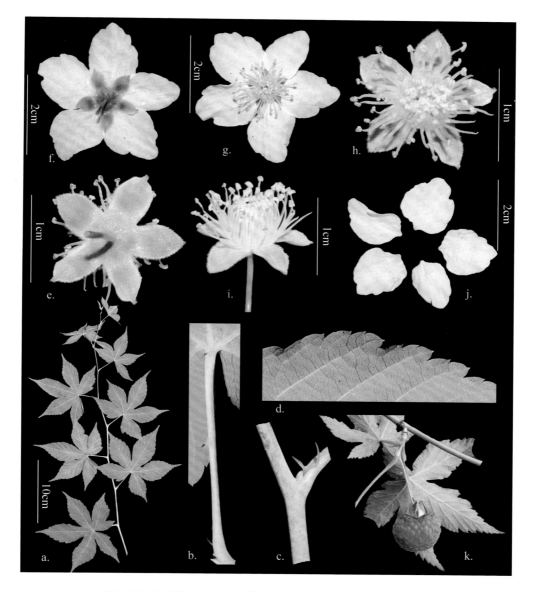

华东覆盆子（掌叶覆盆子）（*Rubus chingii*）精细解剖特征组图

a. 单叶互生；叶掌状深裂。b. 叶柄疏生小皮刺。c. 具托叶，线状披针形；茎表面有白粉。
d. 叶边缘具重锯齿。e. 萼筒近无毛；萼片 5 裂，卵形，顶端具凸尖头。f、g、j. 花瓣 5 片；卵
状长圆形，白色，顶端圆钝。g、h、i. 雄蕊多数。k. 聚合果近球形，红色

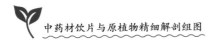

化橘红

【来　　源】　本品为芸香科植物化州柚 *Citrus grandis* 'Tomentosa' 或柚 *Citrus grandis* (L.) Osbeck* 的未成熟或近成熟的干燥外层果皮。

【性味与归经】　辛、苦，温。归肺、脾经。

【功能与主治】　理气宽中，燥湿化痰。用于治疗咳嗽痰多、食积伤酒、呕恶痞闷。

【用法与用量】　3 ~ 6g。

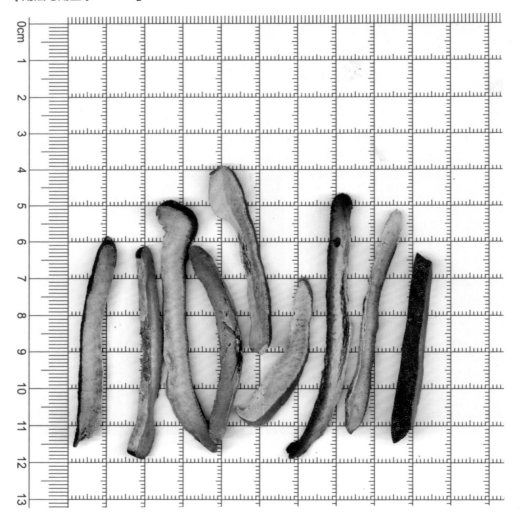

化橘红饮片

---

*　柚学名已修订为 *Citrus maxima* (Burm.) Merr.。

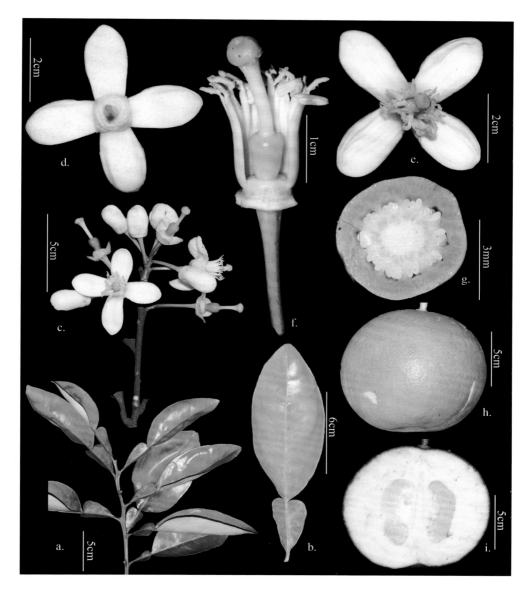

柚（*Citrus maxima*）精细解剖特征组图

　　a. 常绿乔木；叶互生。b. 单身复叶，叶阔卵形或椭圆形。c. 总状花序。d、e. 花萼、花瓣
4 数，比较少见，常见为 5 数。f. 雄蕊多数；花柱粗长，柱头略大于子房；子房上位；下位花盘。
g. 子房 7 ～ 15 室。h、i. 柑果扁球形

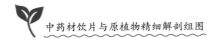

金樱子

【来　　源】　本品为蔷薇科植物金樱子 *Rosa laevigata* Michx. 的干燥成熟果实。

【性味与归经】　酸、甘、涩，平。归肾、膀胱、大肠经。

【功能与主治】　固精缩尿，固崩止带，涩肠止泻。用于治疗遗精滑精、遗尿尿频、崩漏带下、久泻久痢。

【用法与用量】　6 ～ 12g。

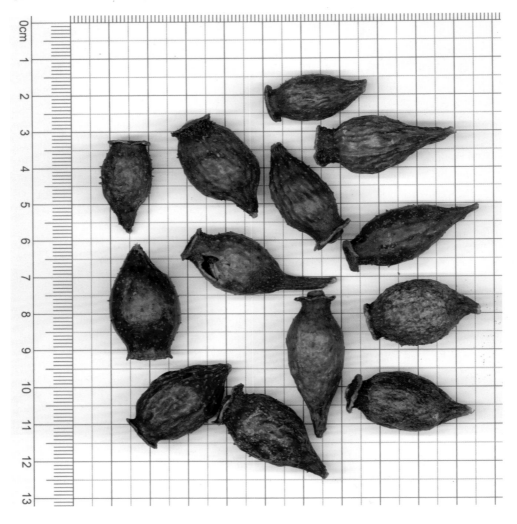

金樱子饮片

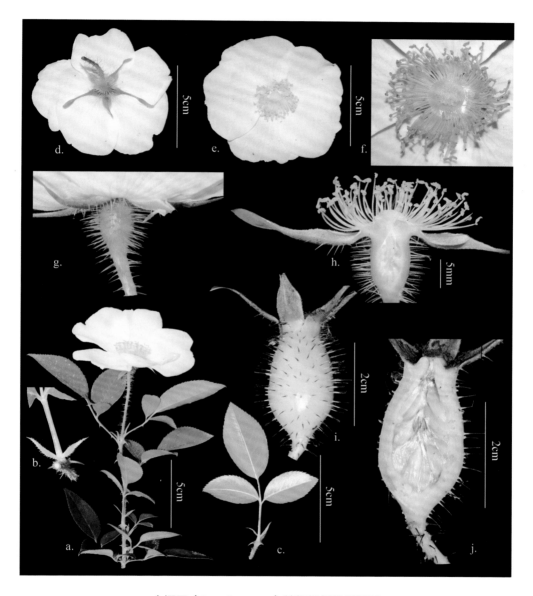

金樱子（*Rosa laevigata*）精细解剖特征组图

　　a. 常绿攀缘灌木；小枝散生皮刺；花单生。b. 托叶披针形，早落。c. 复叶，小叶革质，通常 3 片，稀 5 片；小叶片椭圆状卵形，先端急尖，边缘有锐锯齿，上面亮绿色。d、g. 花梗和萼筒密被腺毛，随果实成长变为针刺；萼片先端呈叶状。e. 花瓣 5 片，白色，宽倒卵形。f、h. 雄蕊多数。g、i. 蔷薇果梨形，外面密被刺毛，萼片宿存。h、j. 心皮多数，花柱离生

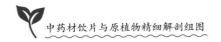
莱菔子

【来　　　源】　本品为十字花科植物萝卜 *Raphanus sativus* L. 的干燥成熟种子。

【性味与归经】　辛、甘，平。归肺、脾、胃经。

【功能与主治】　消食除胀，降气化痰。用于治疗饮食停滞、脘腹胀痛、大便秘结、积滞泻痢、痰壅喘咳。

【用法与用量】　5 ～ 12g。

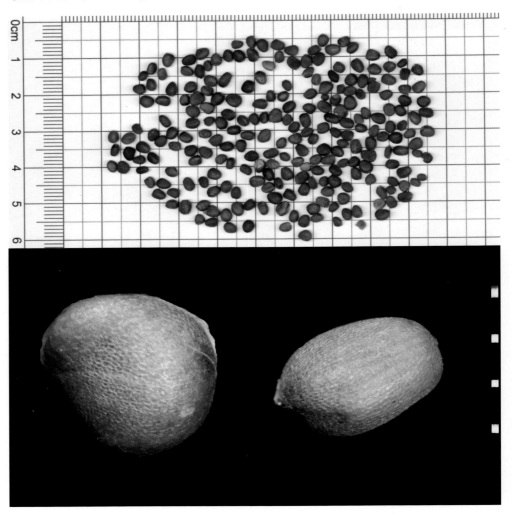

炒莱菔子饮片

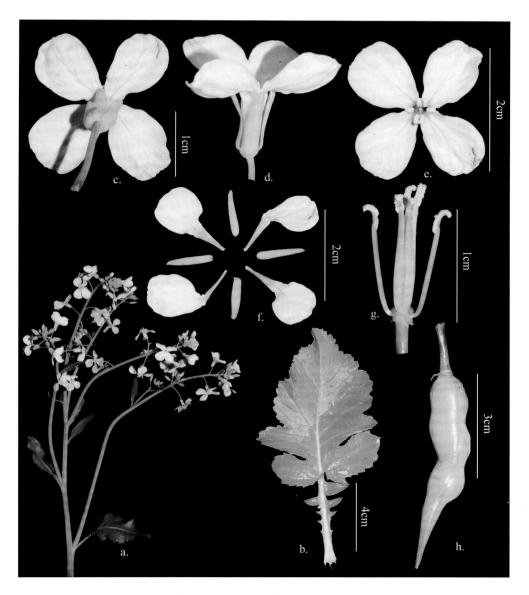

萝卜（*Raphanus sativus*）精细解剖特征组图

a. 草本；总状花序顶生及腋生。b. 基生叶和下部茎生叶大头羽状半裂。c、d、e. 十字花冠；花冠"X"形。f. 花萼 4 片，离生；花瓣 4 片，离生。g. 四强雄蕊。h. 长角果圆柱形，种子间有缢缩

连翘

【来　　　源】　本品为木樨科植物连翘 *Forsythia suspensa* (Thunb.) Vahl 的干燥果实。

【性味与归经】　苦，微寒。归肺、心、小肠经。

【功能与主治】　清热解毒，消肿散结，疏散风热。用于治疗痈疽、瘰疬、乳痈、丹毒、风热感冒、温病初起、温热入营、高热烦渴、神昏发斑、热淋涩痛。

【用法与用量】　6 ～ 15g。

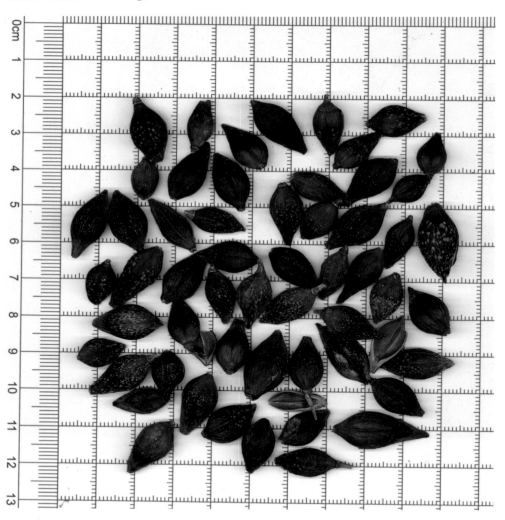

连翘饮片

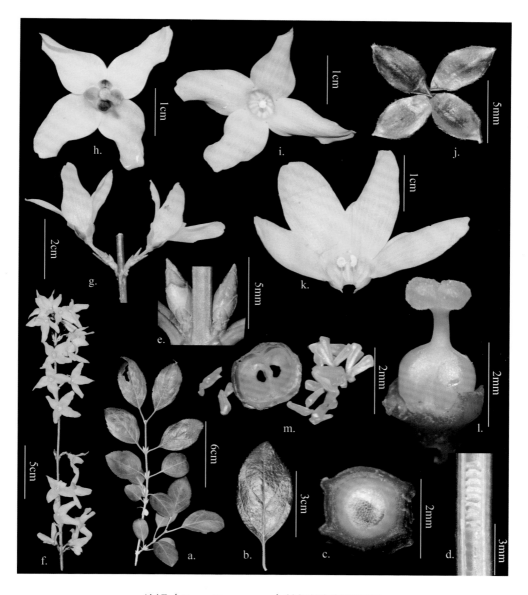

连翘（*Forsythia suspensa*）精细解剖特征组图

　　a、f、g. 先花后叶，花通常单生或 2 朵着生于叶腋。b. 叶对生；叶片宽椭圆形，先端锐尖，基部楔形，叶缘具锐锯齿。c. 茎四棱形。d. 茎中空和片状髓并存。e. 腋芽长卵形。h、i、j. 花萼绿色，花瓣黄色，4 片。k. 花冠 4 裂。雄蕊 2 枚，着生于花冠上。l. 子房上位。m. 子房 2 室

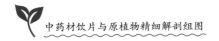
木瓜

【来　　　源】　本品为蔷薇科植物贴梗海棠 *Chaenomeles speciosa* (Sweet) Nakai 的干燥近成
　　　　　　　　熟果实。

【性味与归经】　酸，温。归肝、脾经。

【功能与主治】　舒筋活络，和胃化湿。用于治疗湿痹拘挛、腰膝关节酸重疼痛、暑湿吐泻、
　　　　　　　　转筋挛痛、脚气水肿。

【用法与用量】　6 ~ 9g。

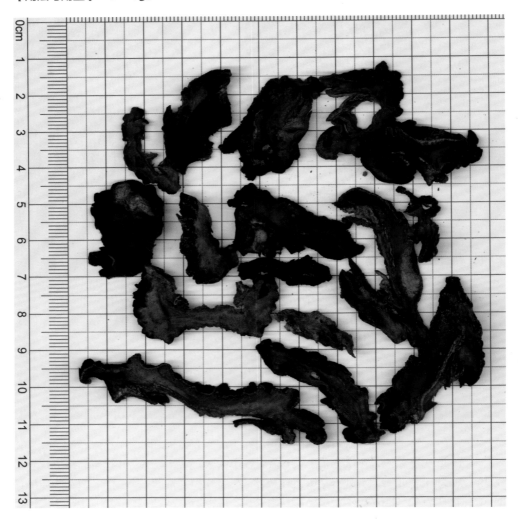

木瓜饮片

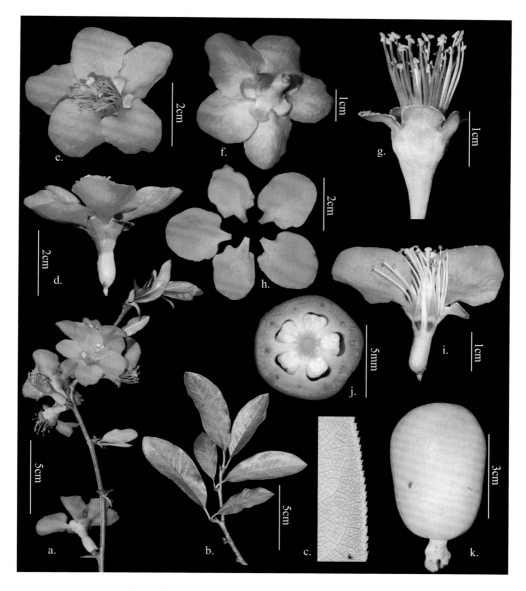

贴梗海棠（*Chaenomeles speciosa*）精细解剖特征组图

a. 先花后叶；3 ~ 5 朵簇生于二年生老枝上；花梗短粗。b、c. 叶片椭圆形，先端急尖，基部楔形至宽楔形，边缘具有尖锐锯齿，齿尖开展。e、f、h. 花瓣倒卵形或近圆形，基部延伸成短爪，猩红色。d、g. 萼筒钟状，外面无毛。萼片半圆形，长约为萼筒的一半；雄蕊多数。i. 柱头 5 裂；子房下位。j. 中轴胎座，5 室。k. 果实卵球形，黄绿色

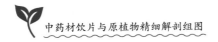

女贞子

【来　　源】　本品为木樨科植物女贞 *Ligustrum lucidum* Ait. 的干燥成熟果实。

【性味与归经】　甘、苦，凉。归肝、肾经。

【功能与主治】　滋补肝肾，明目乌发。用于治疗肝肾阴虚、眩晕耳鸣、腰膝酸软、须发早白、目暗不明、内热消渴、骨蒸潮热。

【用法与用量】　6～12g。

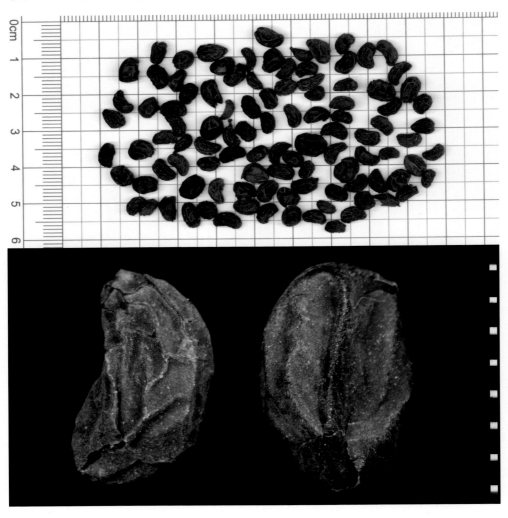

酒女贞子饮片

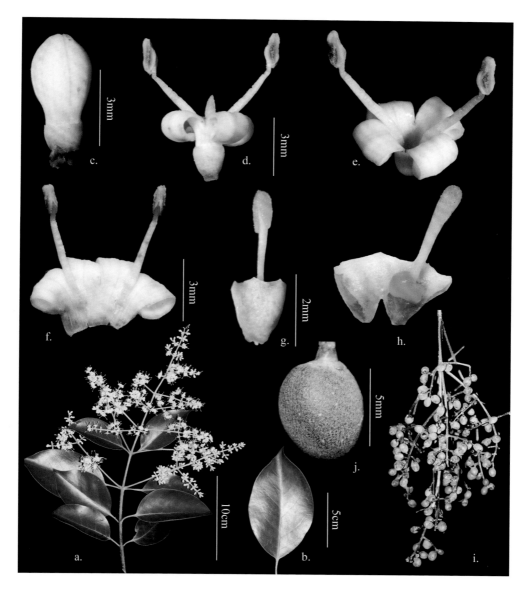

女贞（*Ligustrum lucidum*）精细解剖特征组图

　　a. 常绿乔木；叶对生；圆锥花序顶生。b. 叶片常绿，革质，卵形或椭圆形，先端锐尖至渐尖，基部圆形，有时宽楔形，叶面光亮，两面无毛。c、d. 花萼4裂，花冠4裂，雄蕊2枚。e、f. 花冠裂片远长于花冠筒，裂片反折。d、g、h. 花萼无毛，齿不明显或近截形；子房上位。i、j. 果近肾形，黑色，被白粉

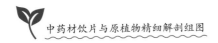

蛇床子

【来　　源】　本品为伞形科植物蛇床 *Cnidium monnieri* (L.) Cuss. 的干燥成熟果实。

【性味与归经】　辛、苦，温；有小毒。归肾经。

【功能与主治】　燥湿祛风，杀虫止痒，温肾壮阳。用于治疗阴痒带下、湿疹瘙痒、湿痹腰痛、肾虚阳痿、宫冷不孕。

【用法与用量】　3 ～ 10g。外用适量，多煎汤熏洗，或研末调敷。

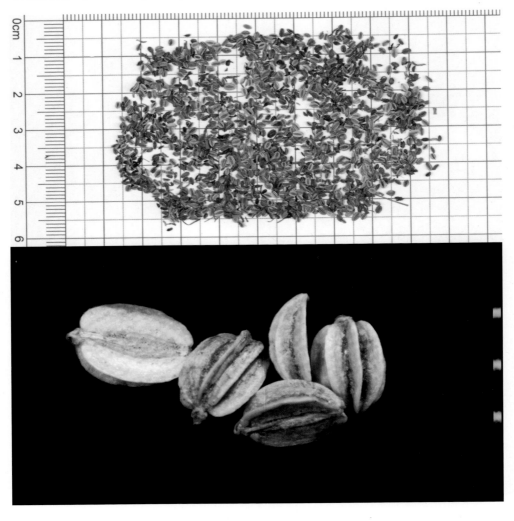

蛇床子饮片

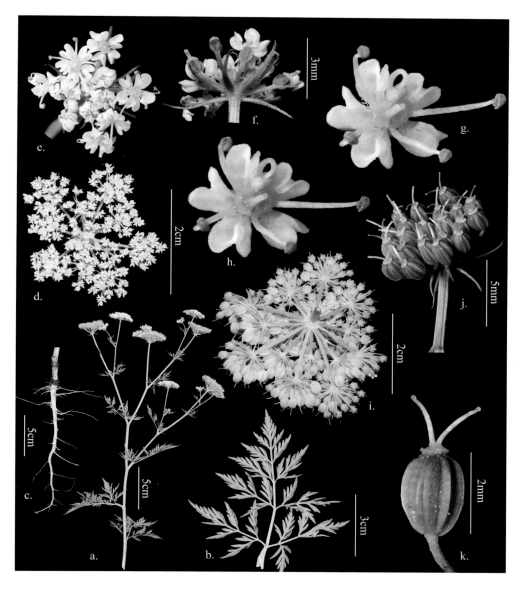

蛇床（*Cnidium monnieri*）精细解剖特征组图

　　a、c. 一年生草本；复伞形花序；根圆锥状。b. 叶片二至三回三出羽状全裂，末回裂片线形，具小尖头；叶柄基部鞘状抱茎。d. 复伞形花序。e、f. 小总苞片线形，边缘具细睫毛；小伞形花序具花 15 ~ 20 朵。g、h. 萼齿无；花瓣 5 片，白色，先端具内折小舌片；雄蕊 5 枚，与花瓣互生。i、j、k. 子房下位，柱头 2 裂，具上位花盘；果实椭球状，横切面近五角形；主棱 5，均扩大成翅

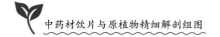

桃仁

【来　　源】　本品为蔷薇科植物桃 *Prunus persica* (L.) Batsch 或山桃 *Prunus davidiana* (Carr.) Franch. 的干燥成熟种子。

【性味与归经】　苦、甘，平。归心、肝、大肠经。

【功能与主治】　活血祛瘀，润肠通便，止咳平喘。用于治疗经闭痛经、癥瘕痞块、肺痈肠痈、跌扑损伤、肠燥便秘、咳嗽气喘。

【用法与用量】　5 ～ 10g。

【注　　意】　孕妇慎用。

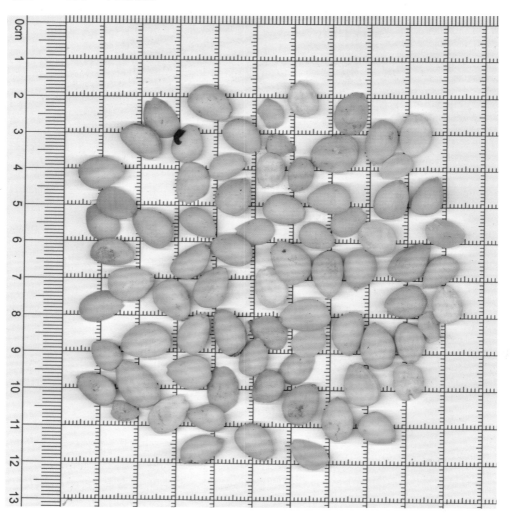

燁山桃仁饮片

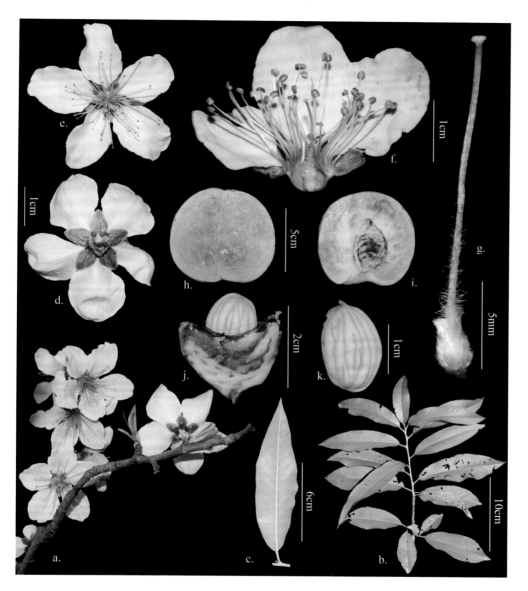

桃（*Prunus persica*）精细解剖特征组图

a. 落叶乔木；先花后叶；花单生；花近无梗。b. 单叶互生。c. 叶片长圆状披针形、椭圆状披针形或倒卵状披针形，基部宽楔形，边缘具锯齿。d、e. 萼片 5 片；花瓣 5 片；雄蕊多数。f、g. 被丝托钟状；雌蕊 1 枚，子房上位，常具柔毛。h、i. 核果。j. 内果皮骨质。k. 核仁

天浆壳

【来　　　源】　本品为萝藦科植物萝藦 *Metaplexis japonica* (Thunb.) Makino[*]的干燥成熟果壳。

【性味与归经】　甘、辛，微温。归肺、肾经。

【功能与主治】　宣肺化痰，止咳平喘，透疹。用于治疗咳嗽痰多、气喘、麻疹透发不畅。

【用法与用量】　9 ~ 15g。

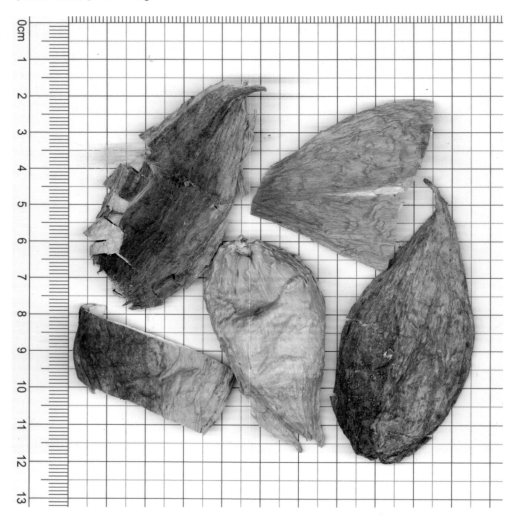

天浆壳饮片

---

*　萝藦学名已修订为 *Cynanchum rostellatum* (Turc.) Liede et Khanum。

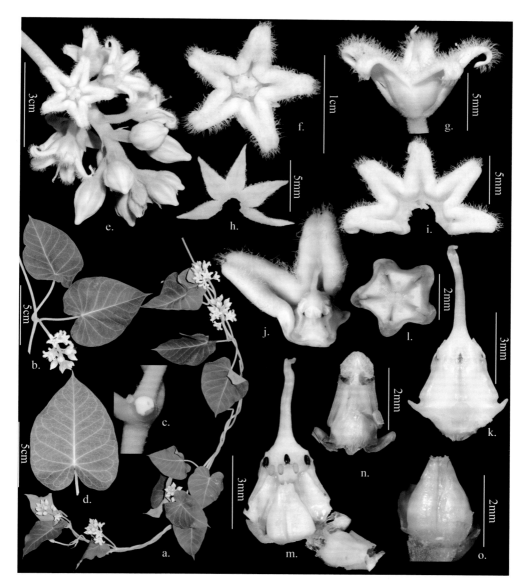

萝藦（*Cynanchum rostellatum*）精细解剖特征组图

　　a. 草质缠绕藤本。b. 叶对生。c. 具白色乳汁。d. 叶卵状心形，先端短渐尖，基部心形，叶
耳圆。e. 总状式聚伞花序腋生；花蕾圆锥状，顶端尖。f、g、i. 花冠 5 裂，白色，花冠裂片顶
端反折，内面密被柔毛。g、h. 花萼 5 深裂，裂片披针形。j、l、k. 副花冠环状，在合蕊冠基部。
k、n. 雄蕊连生呈圆锥状，并包围雌蕊，花药顶端具白色膜片。m、n、o. 花粉块卵圆形。子房
无毛，柱头 2 裂

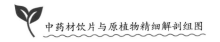
天竹子

【来　　源】　本品为小檗科植物南天竹 *Nandina domestica* Thunb. 的干燥成熟果实。
【性味与归经】　苦、涩、微甘，平；有小毒。归肺经。
【功能与主治】　止咳化痰。用于治疗咳嗽、痰多气喘、百日咳。
【用法与用量】　3 ~ 6g。

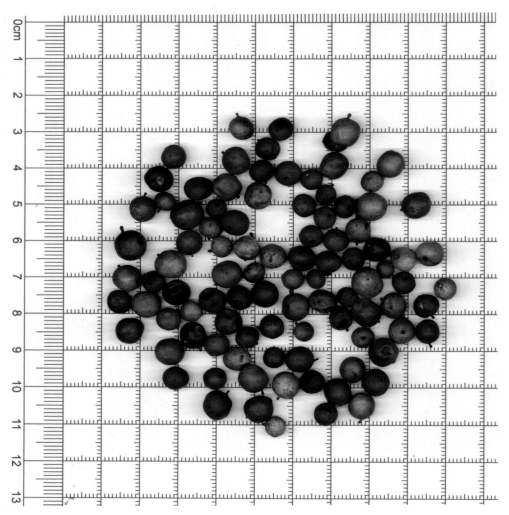

天竹子饮片

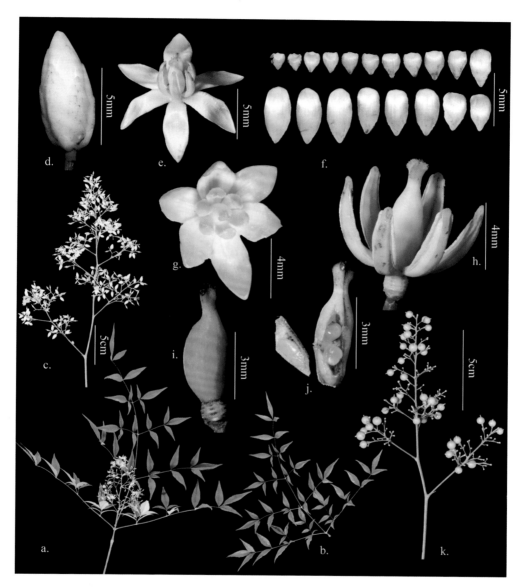

南天竹（*Nandina domestica*）精细解剖特征组图

　　a. 常绿小灌木；叶互生，常集生于茎的顶端。b. 三回羽状复叶，光滑无毛。c. 圆锥花序顶生。d、f. 萼片多轮，由外向内各轮渐大，最内轮萼片卵状长圆形。e、g. 花瓣 6 片，较萼片大；雄蕊 6 枚，与花瓣对生。h. 花药纵裂。i. 子房上位。j. 子房 1 室，胚珠 2 枚。k. 浆果球形，熟时鲜红色

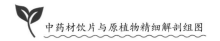

菟丝子

【来　　源】 本品为旋花科植物南方菟丝子 *Cuscuta australis* R. Br. 或菟丝子 *Cuscuta chinensis* Lam. 的干燥成熟种子。

【性味与归经】 辛、甘，平。归肝、肾、脾经。

【功能与主治】 补益肝肾，固精缩尿，安胎，明目，止泻；外用消风祛斑。用于治疗肝肾不足、腰膝酸软、阳痿遗精、遗尿尿频、肾虚胎漏、胎动不安、目昏耳鸣、脾肾虚泻；外治白癜风。

【用法与用量】 6 ~ 12g。外用适量。

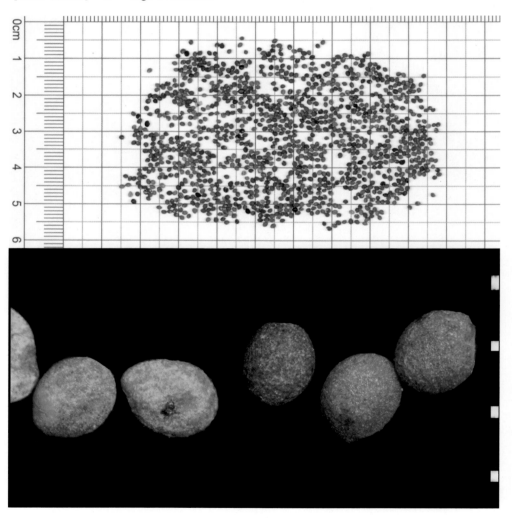

菟丝子饮片

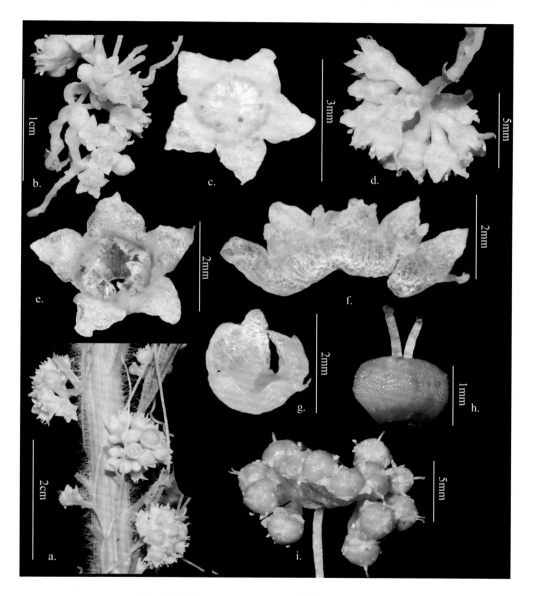

南方菟丝子（*Cuscuta australis*）精细解剖特征组图

a. 一年生寄生草本；茎缠绕，金黄色，纤细；无叶。b、d. 花序侧生，多花簇生成小伞形或小团伞花序。c、d. 花冠乳白色，花冠筒杯状，裂片卵形，约与花冠筒近等长，直立。e. 雄蕊 5 枚，与花冠裂片互生；花冠裂片内有鳞片，边缘短流苏状。f. 雄蕊着生于花冠裂片弯缺处。g. 花萼杯状，裂片 5 片，不等大。h. 子房上位；柱头花柱 2。i. 蒴果扁球形，下半部为宿存花冠所包

乌梅

【来　　　源】　本品为蔷薇科植物梅 *Prunus mume* (Siebold) Siebold et Zucc. 的干燥近成熟果实。

【性味与归经】　酸、涩，平。归肝、脾、肺、大肠经。

【功能与主治】　敛肺，涩肠，生津，安蛔。用于治疗肺虚久咳、久泻久痢、虚热消渴、蛔厥呕吐腹痛。

【用法与用量】　6 ～ 12g。

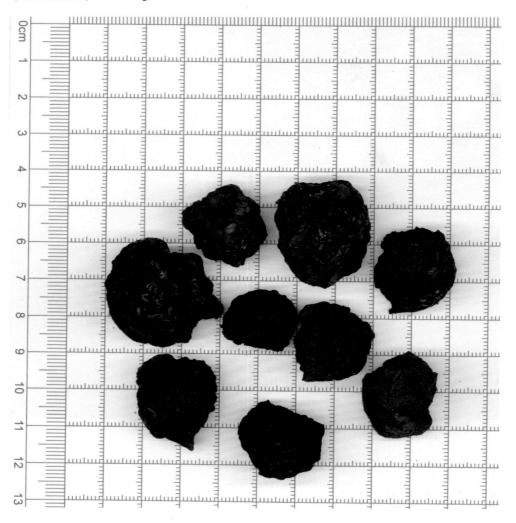

乌梅饮片

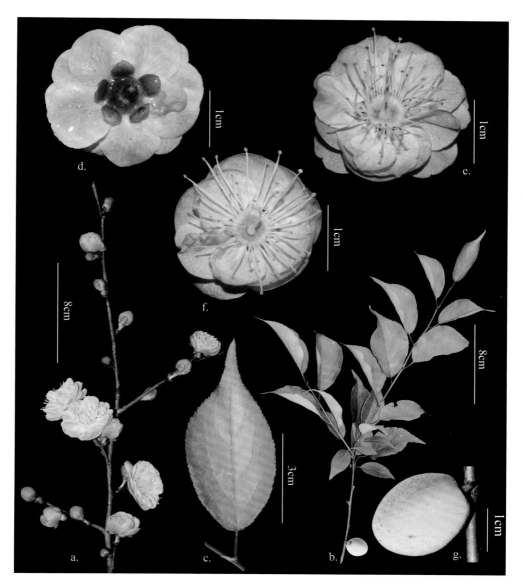

梅（*Prunus mume*）精细解剖特征组图

a. 先花后叶。b. 单叶互生。c. 叶片卵形或椭圆形，先端尾尖，基部宽楔形至圆形，叶边具小锐锯齿。d. 花萼 5 裂，通常红褐色。e. 花瓣倒卵形，白色至粉红色，常重瓣；雄蕊多数，短或稍长于花瓣；子房密被柔毛，花柱常短于雄蕊，雌蕊 1 枚。f. 雌蕊 3 枚（变异）。g. 核果

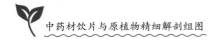

梧桐子

【来　　　源】　本品为梧桐科植物梧桐 *Firmiana simplex* (L.) W. F. Wight 的干燥成熟种子。
【性味与归经】　甘，平。归心、肺、肾经。
【功能与主治】　顺气和胃，健脾消滞。用于治疗伤食、胃痛、疝气；外治小儿口疮。
【用法与用量】　3 ~ 10g；外用制炭，研粉撒于患处。

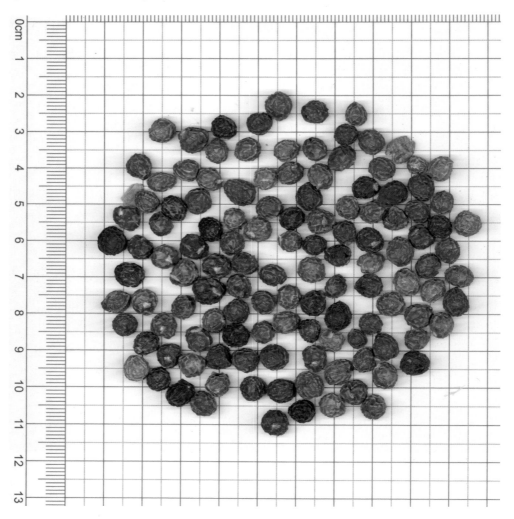

梧桐子饮片

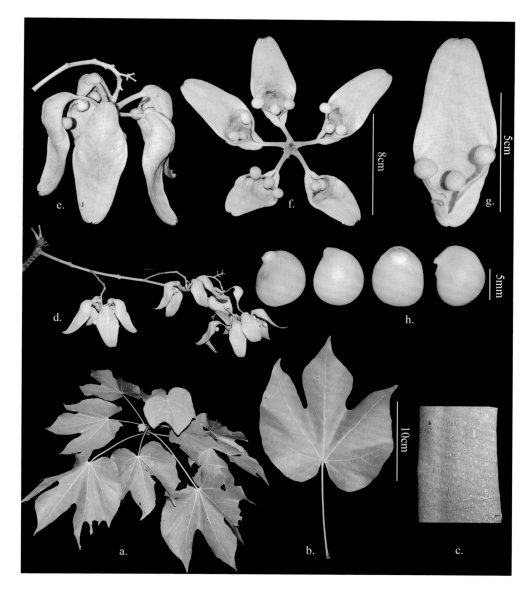

梧桐（*Firmiana simplex*）精细解剖特征组图

　　a. 落叶乔木；叶集生于茎顶。b. 叶心形，掌状 3 ～ 5 裂，直径 15 ～ 30cm，裂片三角形，顶端渐尖，基部心形，叶柄与叶片等长。c. 树皮青绿色，平滑。d. 圆锥花序顶生，长20 ～ 50cm；花单性。e、f、g. 蓇葖果，成熟前开裂呈叶状，每颗蓇葖果有种子 2 ～ 4 个。h. 种子圆球形

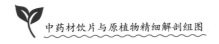
夏枯草

【来　　　源】　本品为唇形科植物夏枯草 *Prunella vulgaris* L. 的干燥果穗。

【性味与归经】　辛、苦，寒。归肝、胆经。

【功能与主治】　清肝泻火，明目，散结消肿。用于治疗目赤肿痛、目珠夜痛、头痛眩晕、瘰疬、瘿瘤、乳痈、乳癖、乳房胀痛。

【用法与用量】　9 ～ 15g。

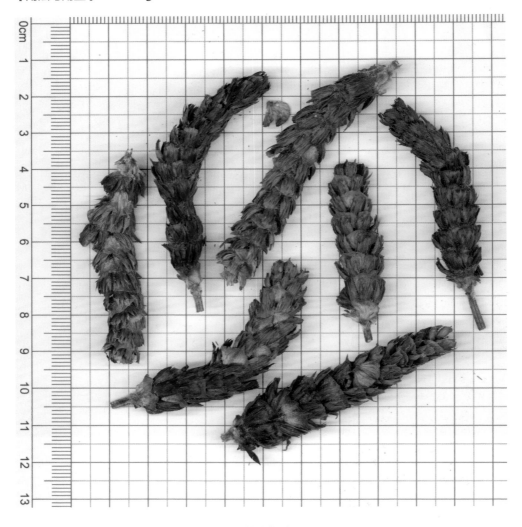

夏枯草饮片

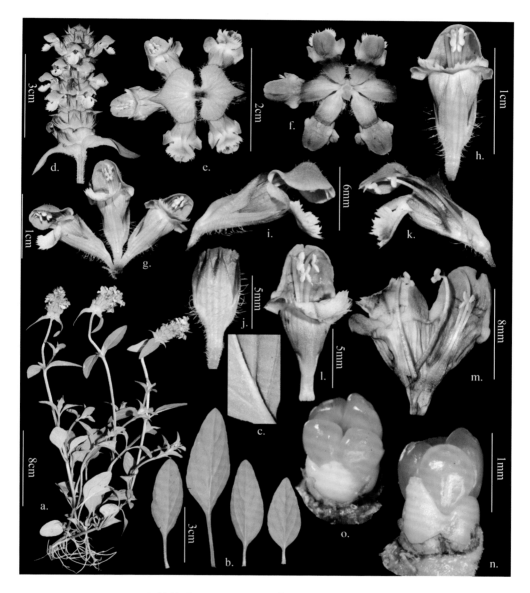

夏枯草（*Prunella vulgaris*）精细解剖特征组图

a. 多年生草木；茎四棱形。叶对生。b. 茎叶卵状长圆形，大小不等。c. 叶背几无毛。
d. 轮伞花序密集组成顶生长 2 ~ 4cm 的穗状花序。e、f、g. 轮伞花序。h、i、k. 花冠蓝紫色或
红紫色；冠檐二唇形，上唇内凹，先端微缺；下唇中裂片较大，先端边缘具流苏状小裂片。
j. 花萼 5 裂，二唇形，上唇扁平，先端几截平；下唇较狭，2 深裂。l、m. 雄蕊 4 枚，二强雄蕊，
冠生。n、o. 四小坚果；基部有蜜腺

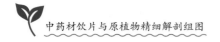

芫荽子

【来　　　源】　本品为伞形科植物芫荽 *Coriandrum sativum* L. 的干燥成熟果实。
【性味与归经】　辛，平。归肺、胃经。
【功能与主治】　发表，透疹，开胃。用于治疗感冒鼻塞、痘疹透发不畅、饮食乏味、齿痛。
【用法与用量】　5 ～ 10g；外用适量，煎汤含漱或熏洗。

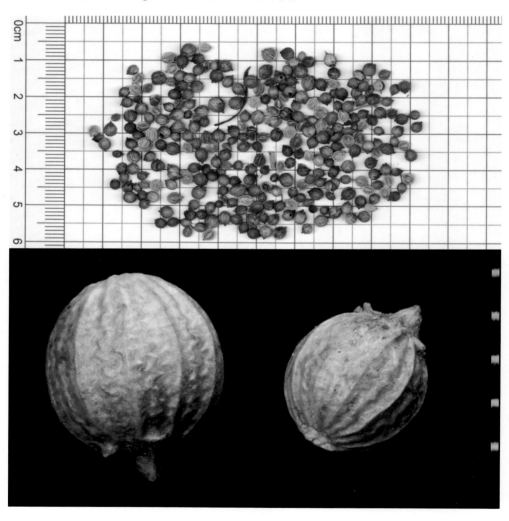

芫荽子饮片

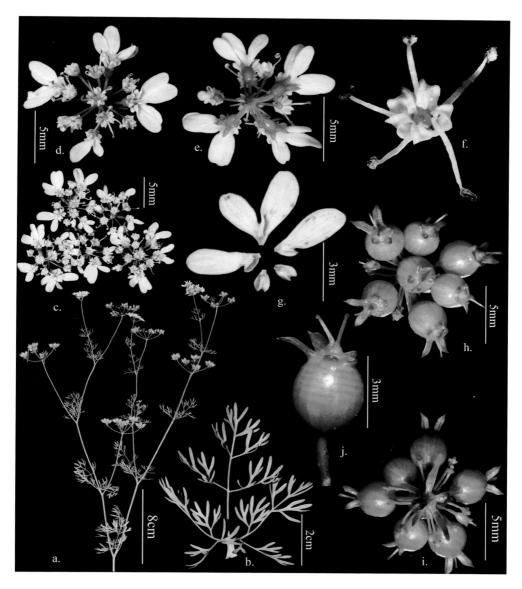

芫荽（*Coriandrum sativum*）精细解剖特征组图

　　a. 草本。b. 茎生叶三回羽状全裂，末回裂片狭线形，全缘，叶柄有鞘。c. 复伞形花序。d、e. 小伞形花序边缘小花外向花瓣较大。f. 伞形花序中间小花花瓣 5 片，内卷，5 枚雄蕊相间排列。g. 伞形花序边缘花花瓣大小不等。h、i、j. 果实圆球形，宿存的萼片大小不一，柱头花柱 2 裂

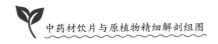

野料豆

【来　　　源】　本品为豆科植物野大豆 *Glycine soja* Siebold et Zucc. 的干燥成熟种子。
【性味与归经】　甘，微寒 。归肝经。
【功能与主治】　清肝明目，敛汗。用于治疗肝火、头晕眼花、小儿疳积、自汗、盗汗。
【用法与用量】　9 ～ 15g。

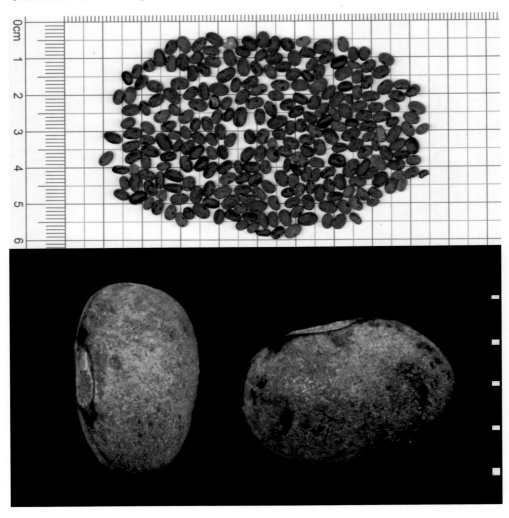

野料豆饮片

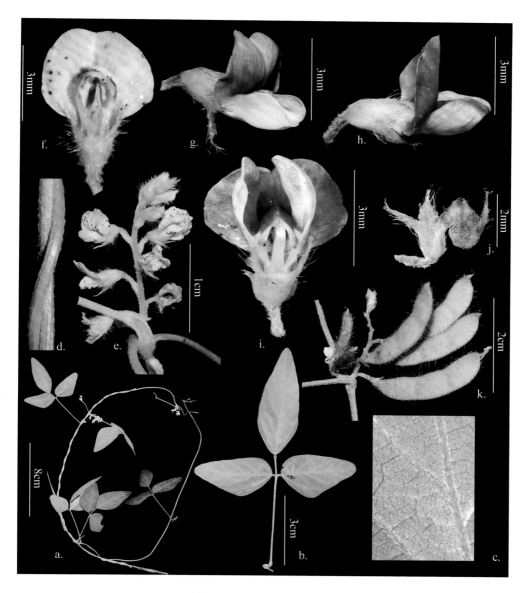

野大豆（*Glycine soja*）精细解剖特征组图

a. 缠绕草本。b. 三出羽状复叶。c. 叶背有毛。d. 茎有毛。e. 总状花序。f、g、h、i. 蝶形花冠。j. 花萼钟状，密生长毛，裂片 5 片。k. 荚果，密被毛

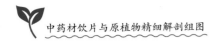
预知子

【来　　　源】　本品为木通科植物木通 *Akebia quinata* (Thunb.) Decne.、三叶木通 *Akebia trifoliata* (Thunb.) Koidz 或 白 木 通 *Akebia trifoliata* (Thunb.) Koidz. var. *australis* (Diels) Rehder 的干燥近成熟果实。

【性味与归经】　苦，寒。归肝、胆、胃、膀胱经。

【功能与主治】　疏肝理气，活血止痛，散结，利尿。用于治疗脘胁胀痛、痛经经闭、痰核痞块、小便不利。

【用法与用量】　3～9g。

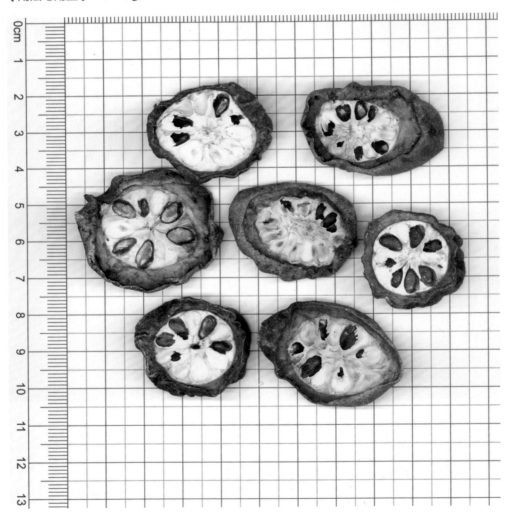

预知子饮片

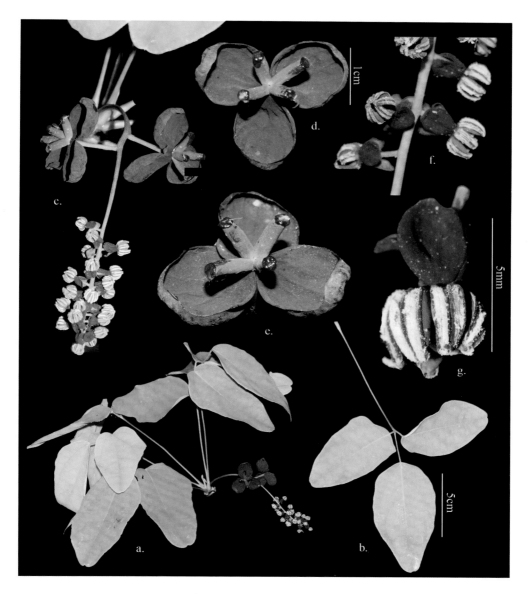

三叶木通（*Akebia trifoliata*）精细解剖特征组图

a. 落叶木质藤本，叶在短枝上簇生。b. 羽状三出复叶；叶柄长；小叶长卵形，先端通常略凹入。c. 花单性，雌雄同株；总状花序下部有 1 ~ 2 朵雌花，上部有 15 ~ 30 朵雄花。d、e. 雌花萼片 3 片，近圆形，紫褐色；心皮 4 枚，离生。f、g. 雄花萼片 3 片，淡紫色，椭圆形；雄蕊 6 枚，离生

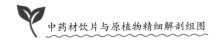

樟梨子

【来　　　源】　本品为樟科植物樟 *Cinnamomum comphora* (L.) J. Presl* 的干燥果实的变异物。

【性味与归经】　辛，温。归胃、肝经。

【功能与主治】　散寒化滞，行气止痛。用于治疗胃脘疼痛、吐泻腹痛；外治瘀血肿痛。

【用法与用量】　3.0 ~ 4.5g；外用适量。

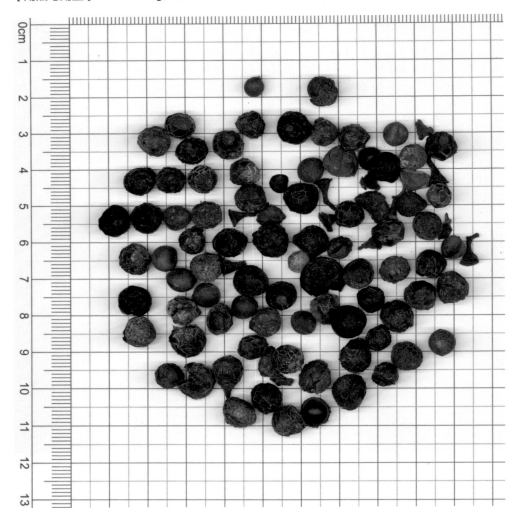

樟梨子饮片

---

* 　樟学名已修订为 *Camphora officinarum* Nees。

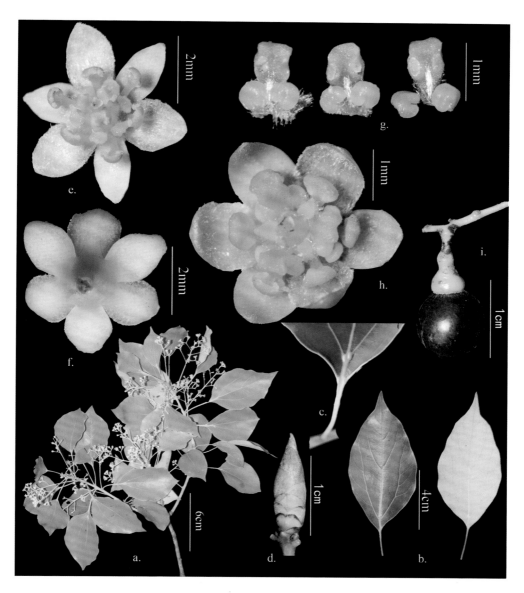

樟（*Camphora officinarum*）精细解剖特征组图

a. 单叶互生。b. 叶卵状椭圆形，叶背灰白色；全缘；具离基三出脉。c. 脉腋上有腺窝。d. 芽长卵形。f. 花被片萼片状，2轮。e、h. 雄蕊12枚，4轮，最内1轮退化。g. 第3轮雄蕊基部有黄色蜜腺；花药瓣裂。i. 核果球形，紫黑色；果托杯状

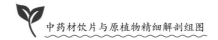
猪牙皂

【来　　　源】　本品为豆科植物皂荚 *Gleditsia sinensis* Lam. 的干燥不育果实。

【性味与归经】　辛、咸，温；有小毒。归肺、大肠经。

【功能与主治】　祛痰开窍，散结消肿。用于治疗中风口噤、昏迷不醒、癫痫痰盛、关窍不通、喉痹痰阻、顽痰喘咳、咳痰不爽、大便燥结；外治痈肿。

【用法与用量】　1.0～1.5g，多入丸散用。外用适量，研末吹鼻取嚏或研末调敷患处。

【注　　　意】　孕妇及咯血、吐血患者禁用。

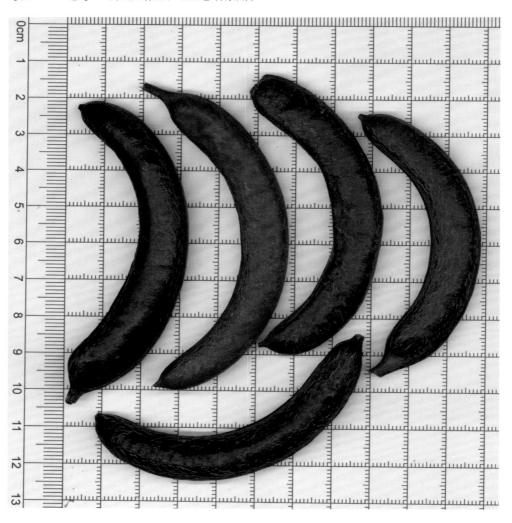

猪牙皂饮片

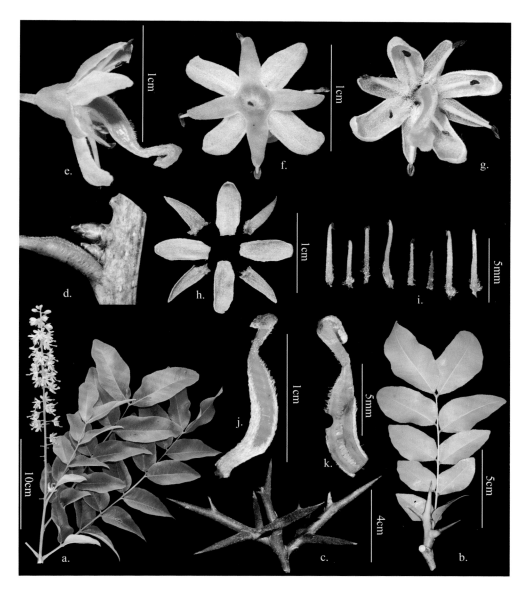

皂荚（*Gleditsia sinensis*）精细解剖特征组图

a. 落叶乔木；叶互生或近对生；总状花序。b. 一回羽状复叶；小叶卵状披针形至长圆形，具小尖头，边缘具细锯齿。c. 茎刺粗壮，常分枝。d. 腋芽不止 1 个。e. 花杂性，黄白色。f、h. 萼片 4 片，三角状披针形；花瓣 4 片，长圆形。g、i. 雄蕊 8 枚。j. 子房缝线上及基部被毛。k. 荚果

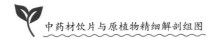

败酱草

【来　　源】　本品为败酱科植物黄花败酱 *Patrinia scabiosaefolia* Fisch. ex Link 或白花败酱
Patrinia villosa (Thunb.) Juss. 的干燥地上部分。

【性味与归经】　辛、苦，凉。归肝、胃、大肠经。

【功能与主治】　清热解毒，祛瘀排脓。用于治疗阑尾炎、痢疾、肠炎、肝炎、眼结膜炎、
产后瘀血腹痛、痈肿、疔疮。

【用法与用量】　9 ～ 15g。

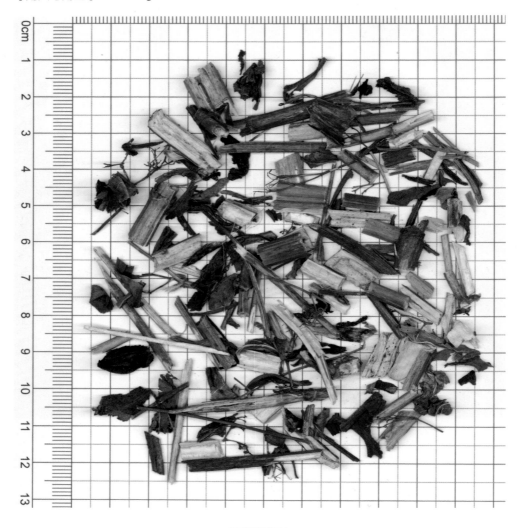

败酱草饮片

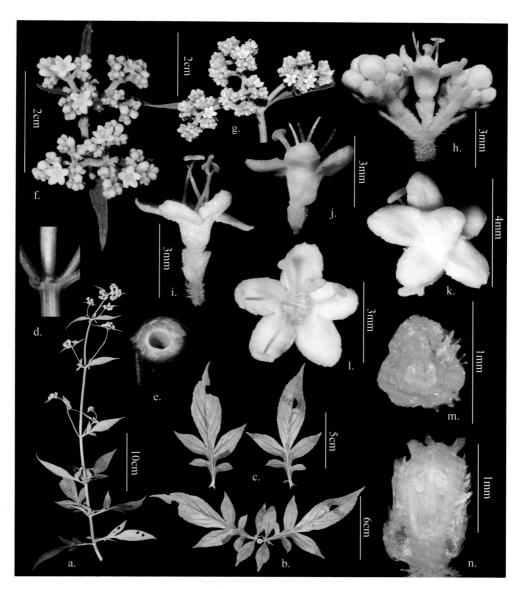

白花败酱（*Patrinia villosa*）精细解剖特征组图

　　a. 草本；叶对生。b、c. 大头羽状全裂。d. 茎中空。e. 茎节处常有红色。f、g、h. 聚伞花序排列成伞房状。i、j、k、l. 花萼不明显；花瓣 5 裂；雄蕊 4 枚。m. 子房 3 室，2 室发育。n. 子房下位

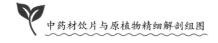

半边莲

【来　　源】　本品为桔梗科植物半边莲 *Lobelia chinensis* Lour. 的干燥全草。

【性味与归经】　辛，平。归心、小肠、肺经。

【功能与主治】　清热解毒，利尿消肿。用于治疗痈肿疔疮、蛇虫咬伤、臌胀水肿、湿热黄疸、湿疹湿疮。

【用法与用量】　9～15g。

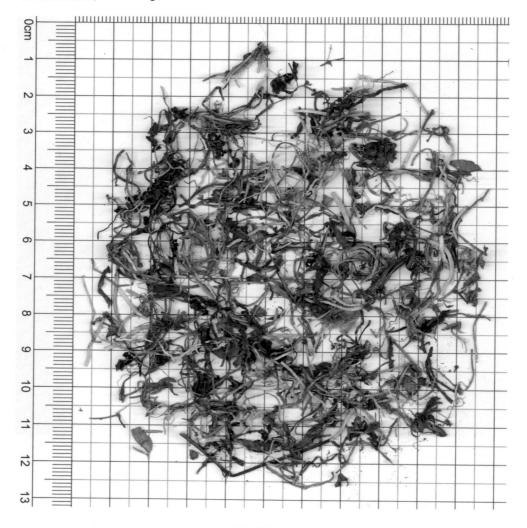

半边莲饮片

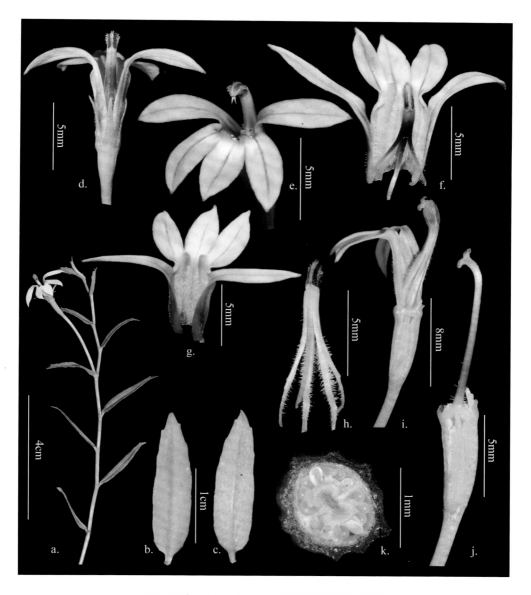

半边莲（*Lobelia chinensis*）精细解剖特征组图

a. 茎细弱，高 6 ~ 15cm，无毛；单叶互生；花通常 1 朵，着生于上部叶腋。b、c. 叶椭圆状披针形至条形，无毛。d. 花萼 5 裂，裂片披针形，萼筒与子房贴生。e、g. 花冠粉红色，5 裂；花冠筒一面裂至基部，花冠裂片位于一个平面的半边。f、h. 雄蕊 5 枚，花丝中部以上连合，包围花柱，花丝筒无毛，未连合部分生有柔毛。i、j. 子房下位。k. 中轴胎座，2 室，胚珠多数

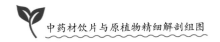

车前草

【来　　　源】　本品为车前科植物车前 *Plantago asiatica* L. 或平车前 *Plantago depressa* Willd. 的干燥全草。

【性味与归经】　甘，寒。归肝、肾、肺、小肠经。

【功能与主治】　清热利尿通淋，祛痰，凉血，解毒。用于治疗热淋涩痛、水肿尿少、暑湿泄泻、痰热咳嗽、吐血衄血、痈肿疮毒。

【用法与用量】　9 ～ 30g。

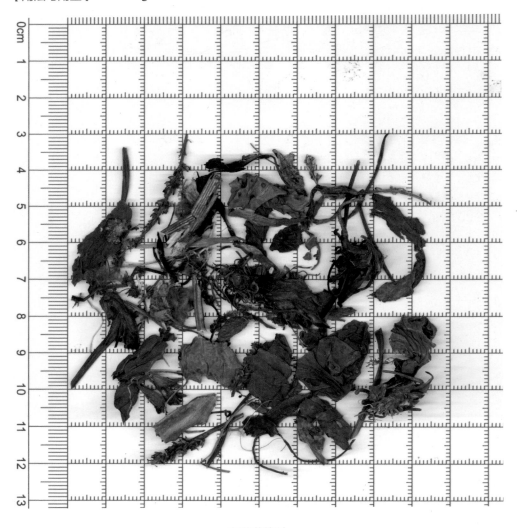

车前草饮片

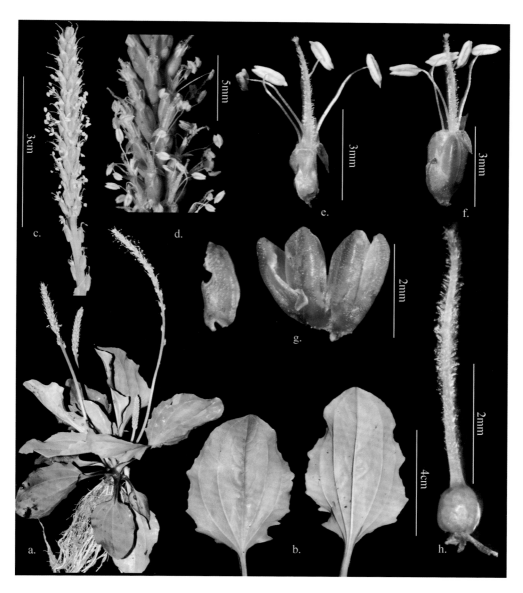

车前（*Plantago asiatica*）精细解剖特征组图

a. 多年生草本；叶基生呈莲座状；穗状花序。b. 叶片薄纸质，宽卵形至宽椭圆形，叶脉 5 ~ 7 条。c、d. 穗状花序。e. 花冠白色；4 裂；花冠裂片花后反折，雄蕊 4 枚。f、g. 苞片 1 片；萼片 4 片。h. 子房上位，花柱有毛

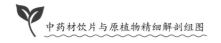

大蓟

【来　　　源】　本品为菊科植物蓟 *Cirsium japonicum* Fisch. ex DC. 的干燥地上部分。

【性味与归经】　甘、苦，凉。归心、肝经。

【功能与主治】　凉血止血，散瘀解毒消痈。用于治疗衄血、吐血、尿血、便血、崩漏、外伤出血、痈肿疮毒。

【用法与用量】　9 ～ 15g。

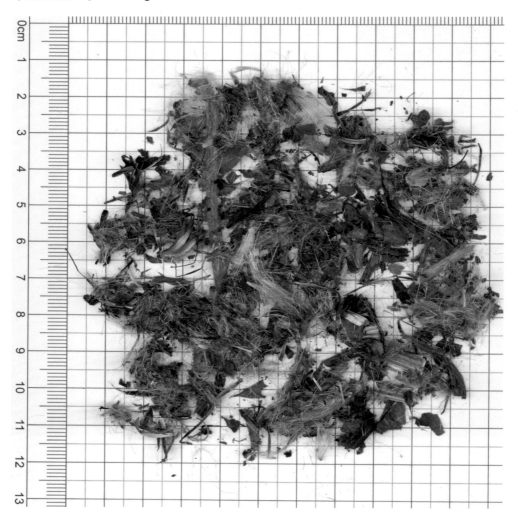

大蓟饮片

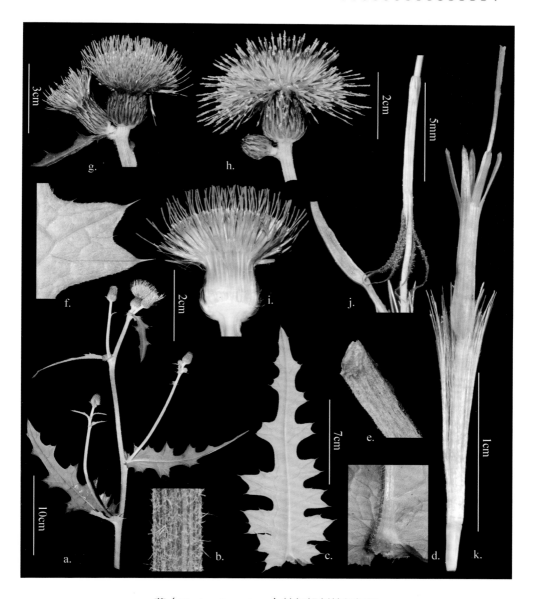

蓟（*Cirsium japonicum*）精细解剖特征组图

a. 多年生草本；单叶互生。b、e. 茎、花序梗被长节毛，植株有白色乳汁。c. 叶羽状深裂、基部半包茎。d. 茎生叶沿脉有毛。f. 叶羽状裂片顶端有针刺。g、h、i. 头状花序；总苞片约6层，覆瓦状排列，顶端有针刺。j. 聚药雄蕊5枚，花丝分离。k. 管状花；花萼发育成多数冠毛；花冠紫色，顶端5裂；子房下位

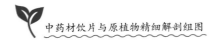

地锦草

【来　　　源】　本品为大戟科植物地锦 *Euphorbia humifusa* Willd. 或斑地锦 *Euphorbia maculata* L. 的干燥全草。

【性味与归经】　辛，平。归肝、大肠经。

【功能与主治】　清热解毒，凉血止血，利湿退黄。用于治疗痢疾、泄泻、咯血、尿血、便血、崩漏、疮疖痈肿、湿热黄疸。

【用法与用量】　9～20g。外用适量。

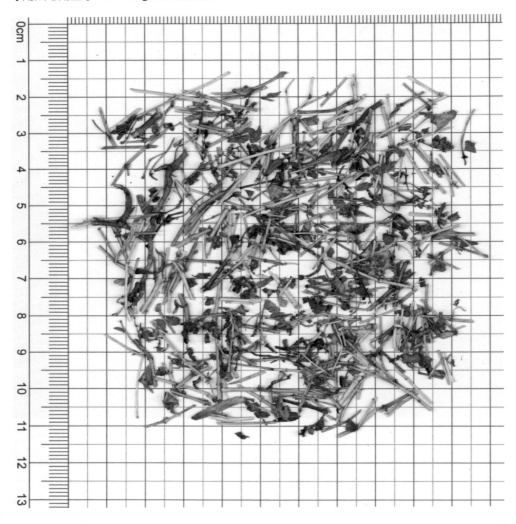

地锦草饮片

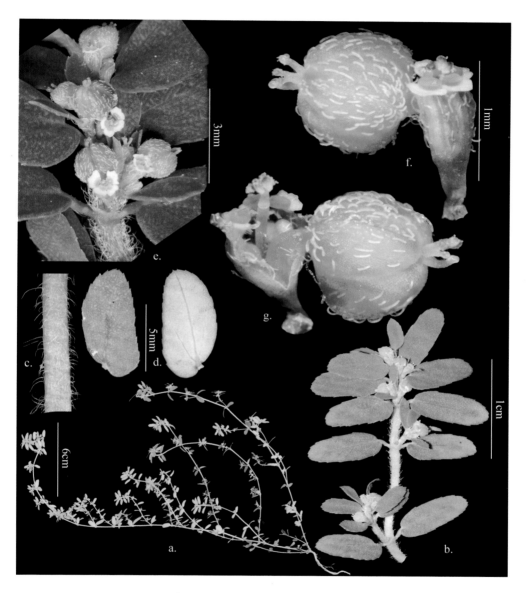

斑地锦（*Euphorbia maculata*）精细解剖特征组图

a. 一年生草本；茎平卧。b. 叶对生，叶片长椭圆形，先端钝，基部偏斜，边缘常具细小疏锯齿。c. 茎被白色疏柔毛。d. 叶面中部常具有一个长圆形的紫色斑点。e. 杯状聚伞花序单生于叶腋。f. 总苞狭杯状；腺体4个，黄绿色，边缘具白色附属物。g. 雄花4～5朵，微伸出总苞外；雌花1朵，子房柄伸出总苞外

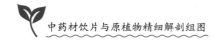

杜衡

【来　　源】　本品为马兜铃科植物杜衡 *Asarum forbesii* Maxim. 或宜昌细辛 *Asarum ichangense* C. Y. Cheng et C. S. Yang 的干燥全草。

【性味与归经】　辛，温；有小毒。归心、肺、肾经。

【功能与主治】　祛风散寒，开窍止痛。用于治疗外感风寒、头痛鼻塞、中暑发痧、慢性鼻炎、鼻旁窦炎。

【用法与用量】　1.5 ~ 3.0g。

【注　　意】　本品含马兜铃酸，慎用。

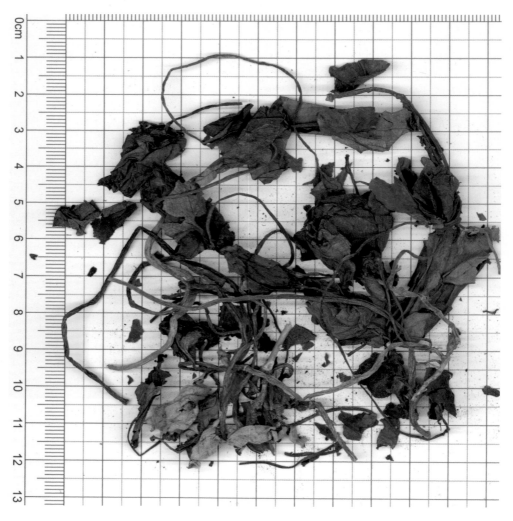

杜衡饮片

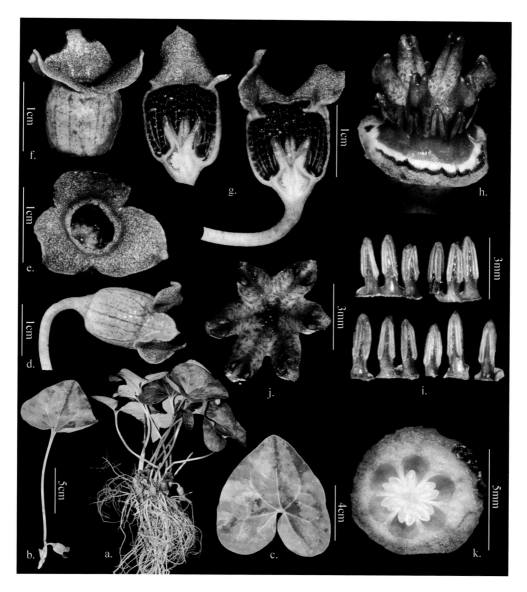

杜衡（*Asarum forbesii*）精细解剖特征组图

a. 多年生草本；叶基生。b. 花单生于叶腋，多贴近地面，花梗向下弯垂。c. 叶片阔心形，先端钝圆，基部心形，叶面常有白色云斑。d、e、f. 花暗紫色；花被 1 轮；花被裂片 3；花被管圆筒状，喉部不缢缩。g. 花冠筒内壁具格状网眼；子房半下位。h、j. 花柱 6，离生；顶端 2浅裂。h、i. 雄蕊 12 枚。k. 中轴胎座，6 室

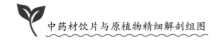

佛耳草

【来　　　源】　本品为菊科植物鼠曲草 *Gnaphalium affine* D. Don* 的干燥全草。

【性味与归经】　微甘，平。归肺经。

【功能与主治】　祛痰，止咳，平喘，祛风湿。用于治疗咳嗽、痰喘、风湿痹痛。

【用法与用量】　9 ~ 15g。

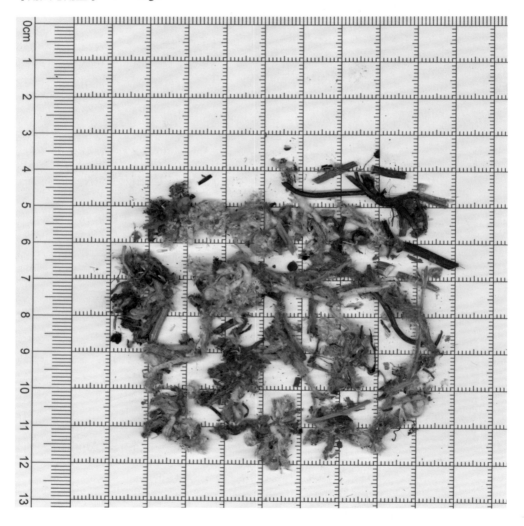

佛耳草饮片

---

*　鼠曲草学名已修订为 *Pseudognaphalium affine* (D. Don) Anderb.。

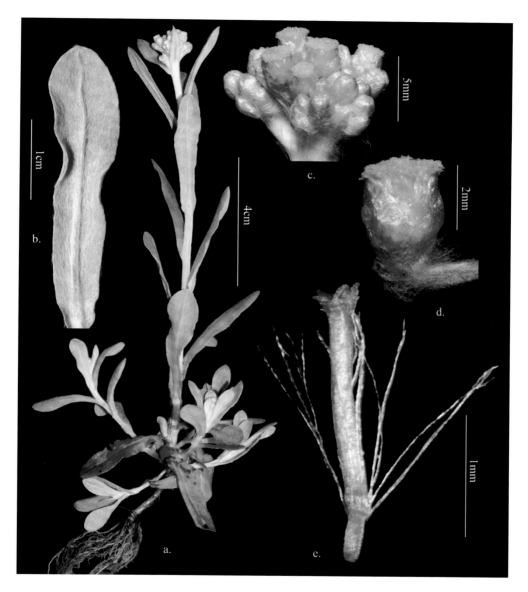

鼠曲草（*Pseudognaphalium affine*）精细解剖特征组图

a. 二年生草本；茎直立，通常自基部分枝，高 10 ~ 40cm，全体密被白色绵毛。b. 叶片匙状倒披针形或倒卵状匙形，先端圆形，具小短尖，基部下延，全缘，两面被白色绵毛；无柄。c. 头状花序较多，在枝顶密集成伞房状。d. 总苞片金黄色或柠檬黄色。e. 盘花管状，顶端 5 浅裂

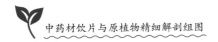
杠板归

【来　　　源】　本品为蓼科植物杠板归（扛板归）*Polygonum perfoliatum* L.*的干燥地上部分。

【性味与归经】　酸，微寒。归肺、膀胱经。

【功能与主治】　清热解毒，利水消肿，止咳。用于治疗咽喉肿痛、肺热咳嗽、小儿顿咳、水肿尿少、湿热泻痢、湿疹、疔肿、蛇虫咬伤。

【用法与用量】　15～30g。外用适量，煎汤熏洗。

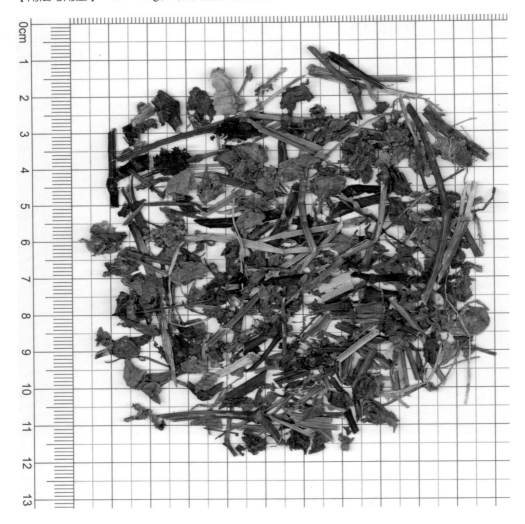

杠板归饮片

---

*　杠板归学名已修订为 *Persicaria perfoliata* (L.) H. Gross。

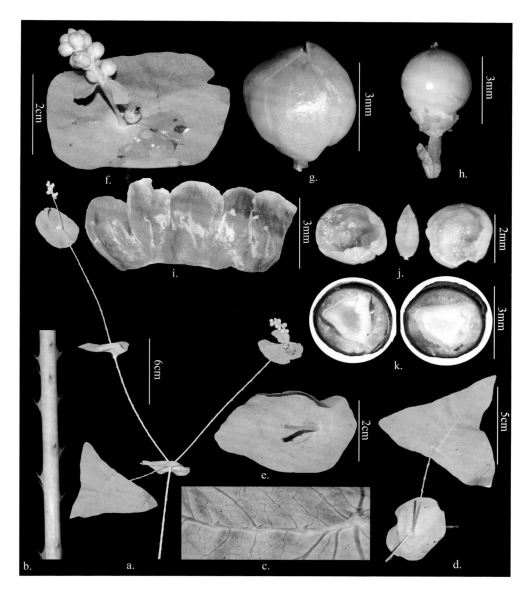

杠板归（扛板归）（*Persicaria perfoliata*）精细解剖特征组图

　　a、b. 一年生草本；茎攀缘，具倒生皮刺。c. 叶背面沿叶脉疏生皮刺。d. 叶三角形。e. 托叶鞘叶状，近圆形，穿叶。f. 总状花序呈短穗状；苞片卵圆形，每苞片内具花 2～4 朵。g、i. 花被 5 深裂；雄蕊 8 枚，略短于花被；花被果时增大，肉质，深蓝色。h、j、k. 子房上位，1 室，胚珠 1 枚；胚珠三角形

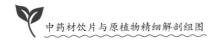

蔊菜

【来　　　源】　本品为十字花科植物蔊菜 *Rorippa indica* (L.) Hiern 的干燥全草。

【性味与归经】　辛，温。归肺、肝经。

【功能与主治】　止咳化痰，清热解毒。用于治疗慢性支气管炎、咳嗽痰多。

【用法与用量】　9～15g。

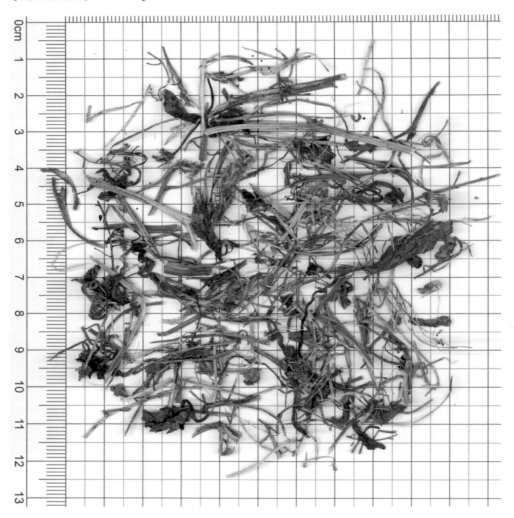

蔊菜饮片

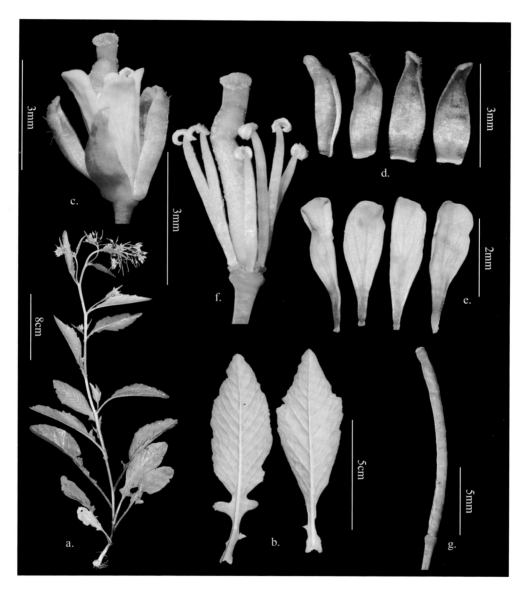

薄菜（*Rorippa indica*）精细解剖特征组图

a. 一、二年生直立草本，高 20 ~ 40cm；单叶互生；总状花序。b. 茎生叶叶片宽匙形，边缘具疏齿。c. 花小。d. 萼片 4 片，卵状长圆形。e. 花瓣 4 片，黄色，匙形，基部渐狭成短爪，与萼片近等长。f. 雄蕊 6 枚，2 枚稍短。g. 长角果线状圆柱形

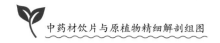

虎耳草

【来　　　源】　本品为虎耳草科植物虎耳草 *Saxifraga stolonifera* Meerb. 的干燥全草。

【性味与归经】　辛，苦，寒。归肺、胃经。

【功能与主治】　清热解毒，消肿止痛。用于治疗急性中耳炎、风热咳嗽；外治大疱性鼓膜炎、风疹瘙痒。

【用法与用量】　9 ～ 15g。

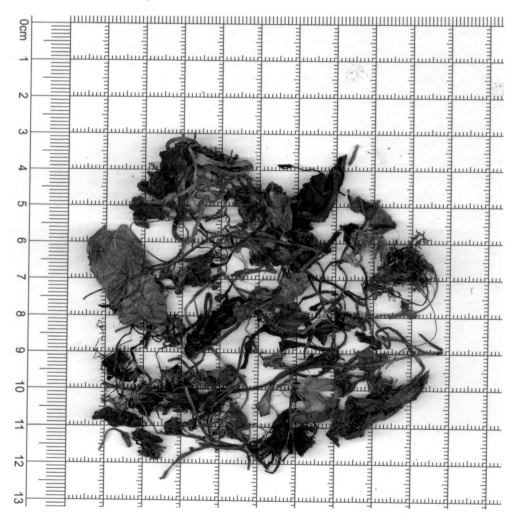

虎耳草饮片

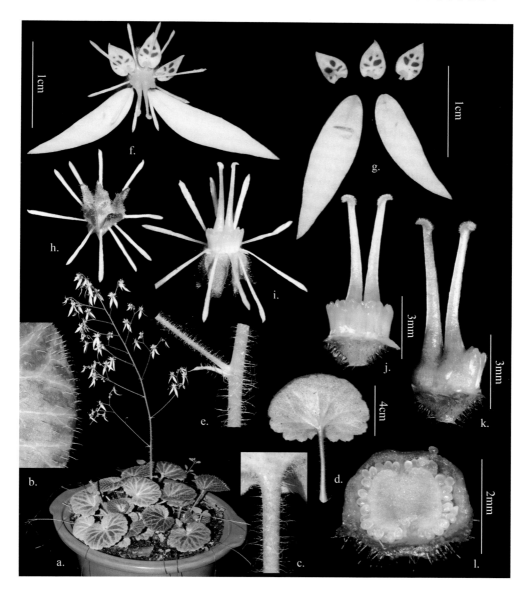

虎耳草（*Saxifraga stolonifera*）精细解剖特征组图

　　a. 多年生草本；具细长鞭匐枝；叶片扁圆形，肉质；聚伞花序圆锥状。b、c、e. 叶面、叶边缘、叶柄、花序轴被长腺毛。d. 叶背面通常红紫色。f. 花两侧对称。g. 花瓣 5 片；3 片较短，卵形，粉色具紫红色斑点，基部具黄色斑点；2 片较长，披针形，白色。h. 萼片反曲，卵形。i. 雄蕊 10 枚。j、k. 柱头花柱 2 裂；子房上位，花盘半环状，边缘具瘤突；两心皮下部合生。l. 中轴胎座，2 室

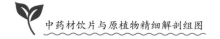

荠菜花

【来　　　源】 本品为十字花科植物荠菜 *Capsella bursa-pastoris* (L.) Medic. 的干燥带花果的
地上部分。

【性味与归经】 甘、淡，凉。归肝、胃经。

【功能与主治】 清热利湿，止血，止痢，降血压。用于治疗咯血、呕血、便血、崩漏、肾炎、
高血压、肠炎、痢疾、乳糜尿。

【用法与用量】 9 ～ 30g。

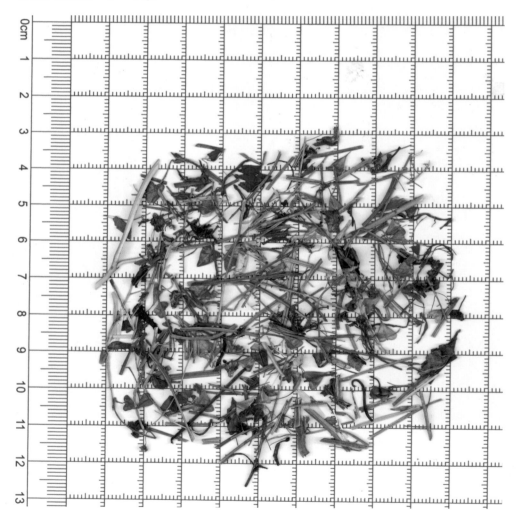

荠菜花饮片

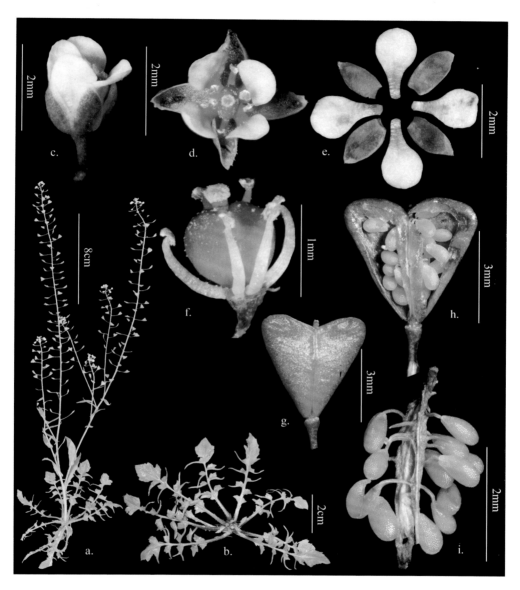

荠菜（*Capsella bursa-pastoris*）精细解剖特征组图

　　a. 一年或二年生草本；基生叶丛生呈莲座状；总状花序顶生及腋生。b. 基生叶大头羽状全裂。c、d. 十字花冠。e. 花萼4片，绿色；花瓣4片，白色。f. 雄蕊6枚。g. 短角果。h、i. 子房2室，具次生假隔膜，胚珠多数

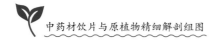
景天三七

【来　　　源】　本品为景天科植物景天三七（费菜）*Sedum aizoon* L.*的新鲜或干燥全草。

【性味与归经】　甘、微酸，平。归心、肝经。

【功能与主治】　安神补血，散瘀止血。用于治疗心神不安、吐血、咯血、鼻衄、牙龈出血、
内伤瘀血、白带、崩漏。

【用法与用量】　9 ~ 15g。

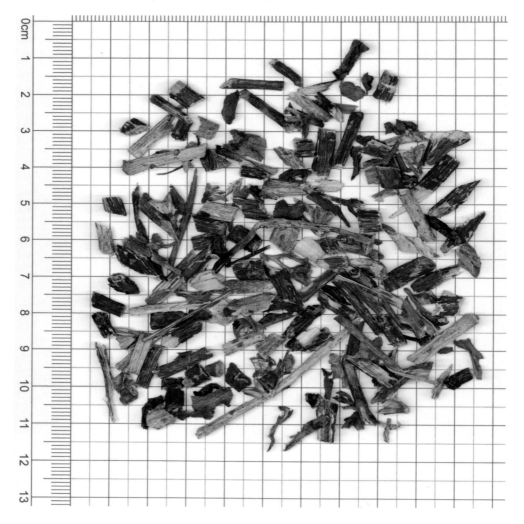

景天三七饮片

---

*　景天三七学名已修订为 *Phedimus aizoon* (L.) 't Hart。

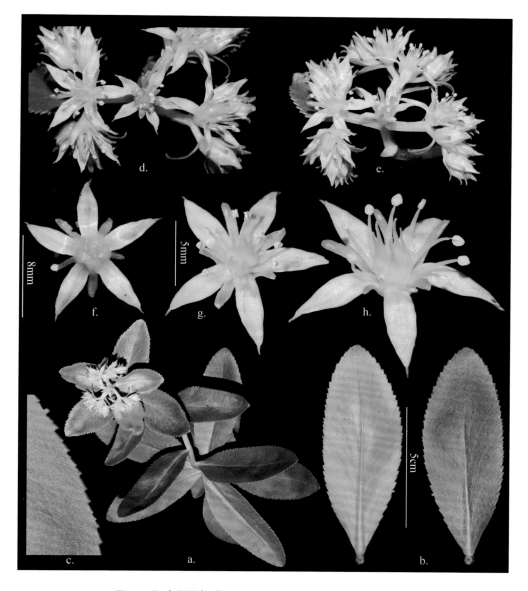

景天三七（费菜）（*Phedimus aizoon*）精细解剖特征组图

　　a. 多年生草本；单叶互生。b. 叶近革质，椭圆状披针形至卵状倒披针形，先端钝尖，基部楔形。c. 叶光滑；边缘有不整齐的锯齿。d、e. 聚伞花序顶生，水平分枝。f. 萼片5片，线形，肉质。g. 花瓣5片，黄色，长圆形至椭圆状披针形，有短尖；雄蕊10枚，较花瓣短。h. 心皮5枚，卵状长圆形，离生

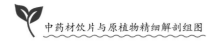

老鹳草

【来　　　源】　本品为牻牛儿苗科植物牻牛儿苗 *Erodium stephanianum* Willd.、老鹳草 *Geranium wilfordii* Maxim. 或野老鹳草 *Geranium carolinianum* L. 的干燥地上部分。

【性味与归经】　辛、苦，平。归肝、肾、脾经。

【功能与主治】　祛风湿，通经络，止泻痢。用于治疗风湿痹痛、麻木拘挛、筋骨酸痛、泄泻痢疾。

【用法与用量】　9 ~ 15g。

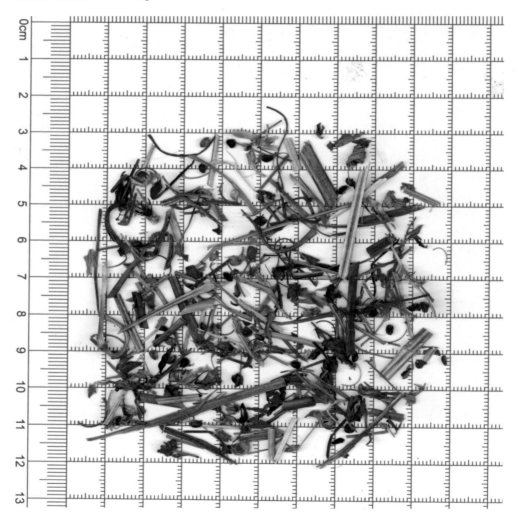

老鹳草饮片

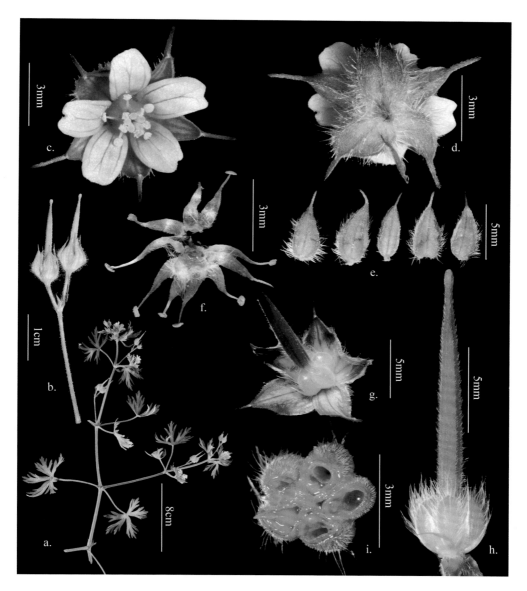

野老鹳草（*Geranium carolinianum*）精细解剖特征组图

a. 一年生草本；茎生叶互生或最上部对生。b. 花序被毛。c. 花瓣 5 片；淡紫白色，倒卵形，稍长于萼。d、e. 萼片 5 片；长卵形或近椭圆形，先端急尖，具长约 1mm 尖头，被毛；覆瓦状排列。f. 雄蕊 10 枚；花丝下半部呈宽披针形。g、h、i. 蒴果具长喙，果瓣 5，每果瓣具 1 枚种子

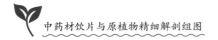
连钱草

【来　　　源】　本品为唇形科植物活血丹 *Glechoma longituba* (Nakai) Kupr. 的干燥地上部分。

【性味与归经】　辛、微苦，微寒。归肝、肾、膀胱经。

【功能与主治】　利湿通淋，清热解毒，散瘀消肿。用于治疗热淋、石淋、湿热黄疸、疮痈肿痛、跌打损伤。

【用法与用量】　15 ～ 30g。外用适量，煎汤洗。

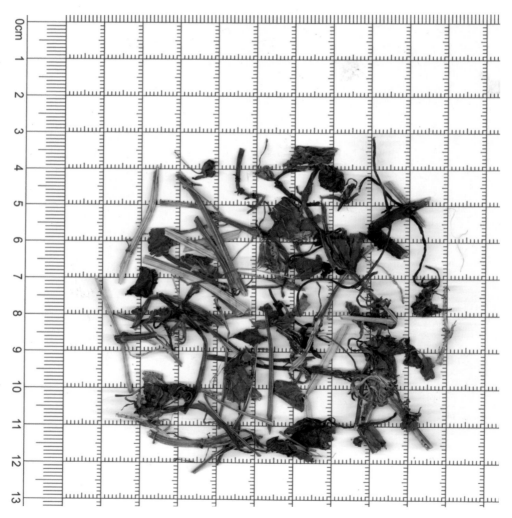

连钱草饮片

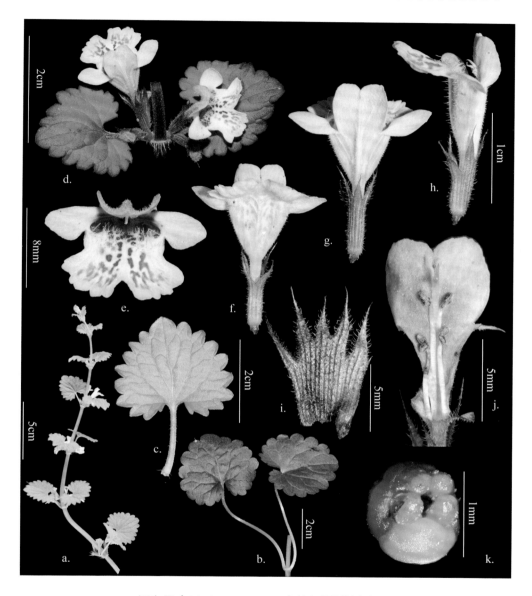

活血丹（*Glechoma longituba*）精细解剖特征组图

a. 匍匐草本。b. 叶对生。c. 叶片心形，边缘具圆齿。d. 轮伞花序通常2花。e、f、g、h. 花冠淡蓝紫色；冠筒上部钟形，冠檐二唇形；上唇，2裂，下唇3裂，中裂片最大，具深色斑点，先端凹入。i. 花萼管状，5裂，先端芒状。j. 雄蕊4枚，内藏，后对较长，前对较短；药室叉开成直角。k. 四小坚果；具花盘

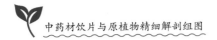

龙葵

【来　　源】　本品为茄科植物龙葵 *Solanum nigrum* L. 的干燥地上部分。

【性味与归经】　苦，寒；有小毒。归肺、膀胱经。

【功能与主治】　消热解毒，散结，利尿。用于治疗咽喉肿痛、肋间神经痛、痈肿疔毒、水肿、小便不利。

【用法与用量】　9 ～ 15g。

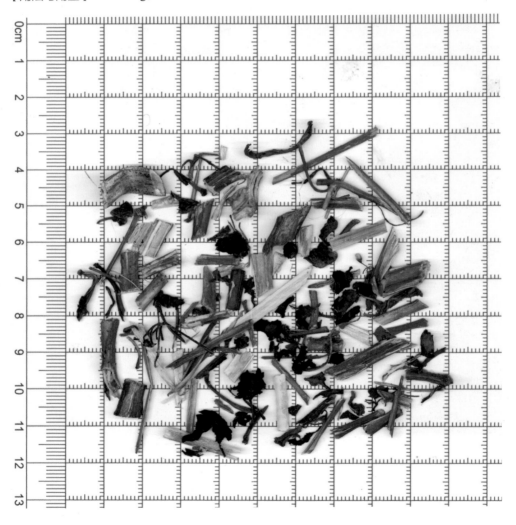

龙葵饮片

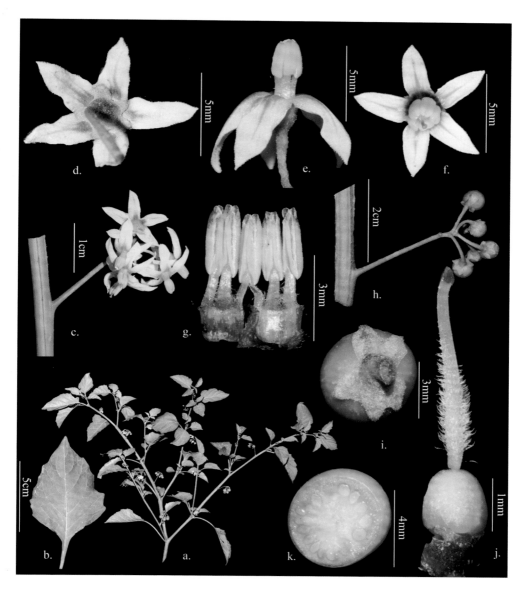

龙葵（*Solanum nigrum*）精细解剖特征组图

a. 一年生直立草本。b. 叶卵形，先端短尖，基部楔形至阔楔形而下延至叶柄，具不规则
的波状粗齿。c. 蝎尾状花序腋外生，由 3 ～ 6（10）朵花组成。d. 花萼 5 裂；萼小，浅杯状，
齿卵圆形花；花瓣 5 片，白色。e、f、g. 花丝短，花药黄色，孔裂，顶孔向内。h、i. 花萼宿存。
j. 子房上位；花柱下半部分有毛。k. 中轴胎座，2 室

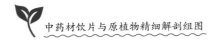

墨旱莲

【来　　　源】　本品为菊科植物鳢肠 *Eclipta prostrata* L. 的干燥地上部分。

【性味与归经】　甘、酸，寒。归肾、肝经。

【功能与主治】　滋补肝肾，凉血止血。用于治疗肝肾阴虚，牙齿松动，须发早白，眩晕耳鸣，腰膝酸软，阴虚血热吐血、衄血、尿血，血痢，崩漏下血，外伤出血。

【用法与用量】　6 ～ 12g。

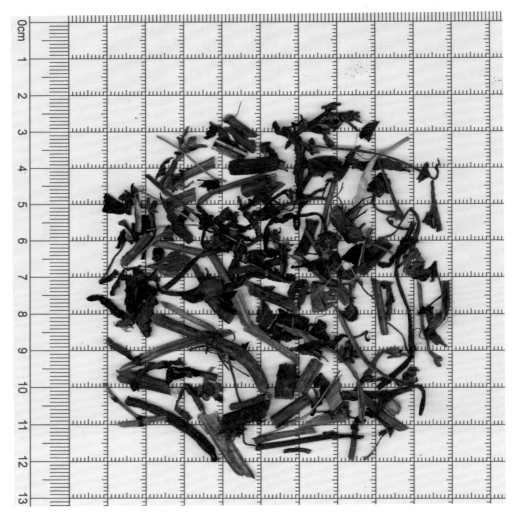

墨旱莲饮片

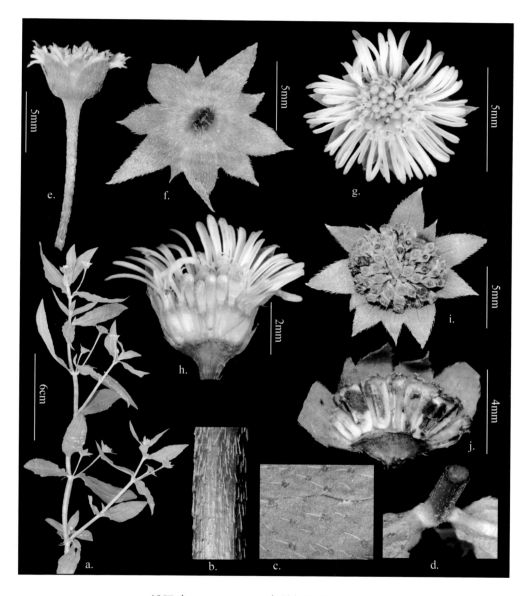

鳢肠（*Eclipta prostrata*）精细解剖特征组图

　　a. 一年生草本；茎直立，斜升或平卧；叶对生；叶长圆状披针形或披针形，无柄或有极短的柄。b. 茎被贴生糙毛。c. 叶背被密硬糙毛。d. 折断后伤口变黑。e. 头状花序径有长 2 ~ 4cm 的细花序梗。f. 总苞片 5 ~ 6 个排成 2 层。g、h. 外围的雌花 2 层，舌状；中央的两性花多数，花冠管状，白色。i、j. 雌花的瘦果三棱形，两性花的瘦果扁四棱形

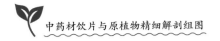

蒲公英

【来　　源】　本品为菊科植物蒲公英 *Taraxacum mongolicum* Hand.-Mazz.、碱地蒲公英 *Taraxacum borealisinense* Kitam. 或同属数种植物的干燥全草。

【性味与归经】　苦、甘，寒。归肝、胃经。

【功能与主治】　清热解毒，消肿散结，利尿通淋。用于治疗疔疮肿毒、乳痈、瘰疬、目赤、咽痛、肺痈、肠痈、湿热黄疸、热淋涩痛。

【用法与用量】　10 ～ 15g。

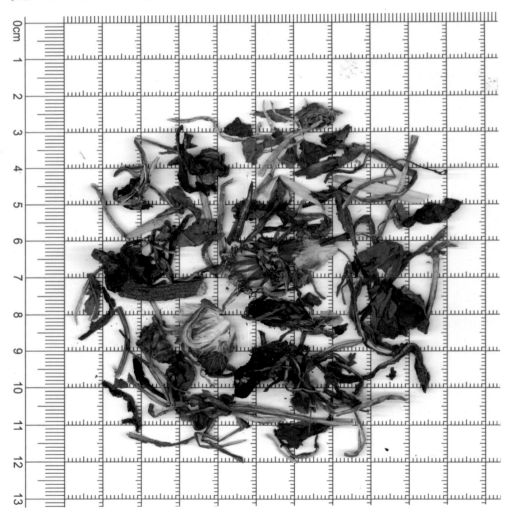

蒲公英饮片

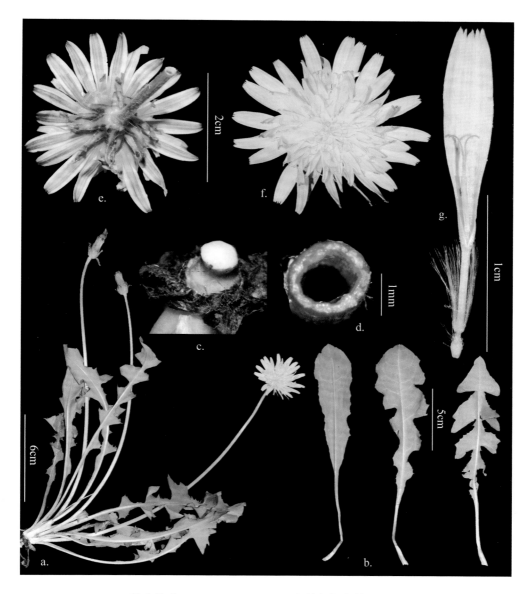

蒲公英（*Taraxacum mongolicum*）精细解剖特征组图

　　a. 多年生草本；叶基生。b. 叶倒卵状披针形或长圆状披针形，先端钝或急尖，边缘有时具波状齿或羽状深裂，有时大头羽状深裂，顶端裂片较大，三角形或三角状戟形，基部渐狭成叶柄。c. 根圆柱状，粗壮；具白色乳汁。d. 花葶中空。e. 头状花序总苞片 2 ~ 3 层。f. 花序全为舌状花。g. 舌状花黄色，花萼变态成冠毛；子房下位；舌状花冠顶端 5 裂；柱头 2 裂

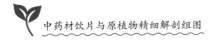

三白草

【来　　　源】　本品为三白草科植物三白草 *Saururus chinensis* (Lour.) Baill. 的干燥地上部分。

【性味与归经】　甘、辛，寒。归肺、膀胱经。

【功能与主治】　利尿消肿，清热解毒。用于治疗水肿、小便不利、淋沥涩痛、带下；外治疮疡肿毒、湿疹。

【用法与用量】　15 ～ 30g。

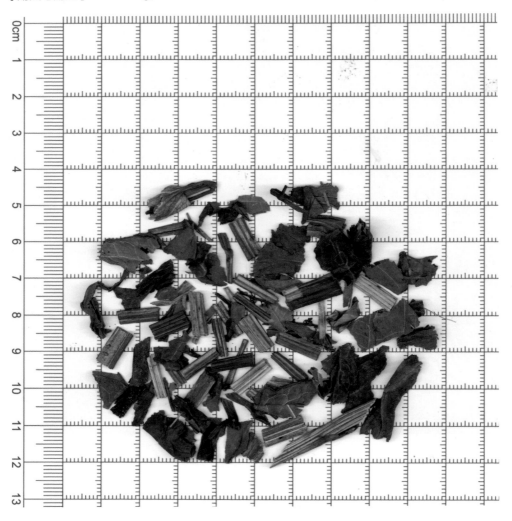

三白草饮片

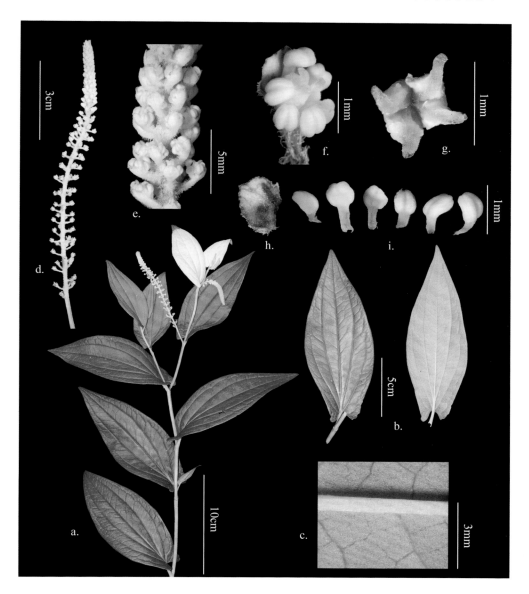

三白草（*Saururus chinensis*）精细解剖特征组图

　　a. 多年生草本；单叶互生；茎顶端的 2 ~ 3 片叶于花期常为白色。b. 叶纸质，卵状披针形，长 10 ~ 20cm，顶端短尖或渐尖，基部心形。c. 两面均无毛。d. 总状花序生于茎顶，与叶对生。e. 花小，两性，生于苞腋，无花被。f、i. 雄蕊 6 枚。g. 雌蕊 4 心皮，基部合生。h. 苞片小

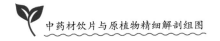

铁苋菜

【来　　　源】　本品为大戟科植物铁苋菜 *Acalypha australis* L. 的干燥全草。

【性味与归经】　苦、涩，凉。归心、肺经。

【功能与主治】　清热利湿，收敛止血。用于治疗肠炎、痢疾、吐血、衄血、便血、尿血、崩漏；
外治痈疖疮疡、皮炎湿疹。

【用法与用量】　10 ～ 30g。

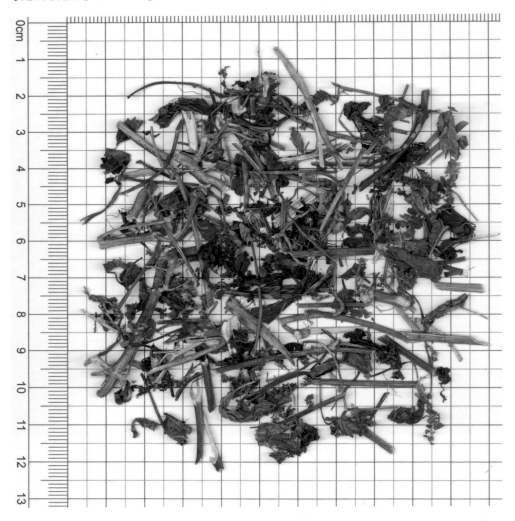

铁苋菜饮片

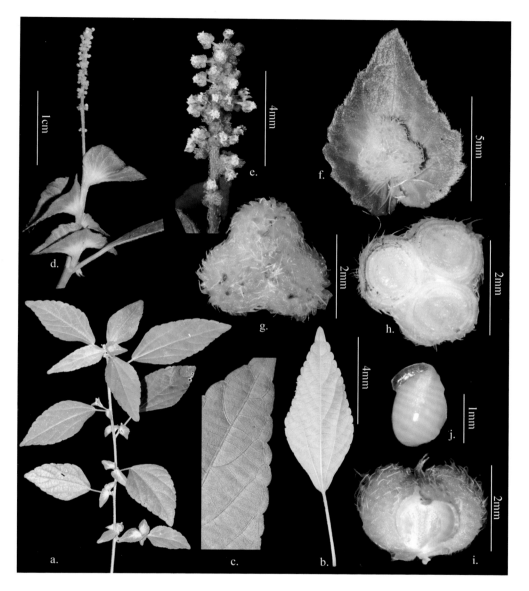

铁苋菜（*Acalypha australis*）精细解剖特征组图

a. 一年生草本；单叶互生。b. 叶边缘具圆锯齿。c. 叶近菱状卵形或阔披针形，顶端急尖，基部楔形，基出脉 3 条；叶柄长 2 ~ 6cm。d. 雌雄花同序，花序腋生。e. 雄花萼片 4 裂，雄蕊 7 或 8 枚。f、g. 雌花苞片 1 片，卵状心形，花后增大；子房具疏毛。h、i、j. 子房 3 室，每室 1 枚胚珠

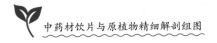

乌蔹莓

【来　　　源】　本品为葡萄科植物乌蔹莓 *Cayratia japonica* (Thunb.) Gagnep.* 的干燥全草。

【性味与归经】　苦、酸，寒。归心、肝、胃经。

【功能与主治】　清热利湿，解毒消肿。用于治疗痈肿、疔疮、痄腮、丹毒、风湿痛、黄疸、痢疾、尿血、白浊。

【用法与用量】　25 ～ 50g。

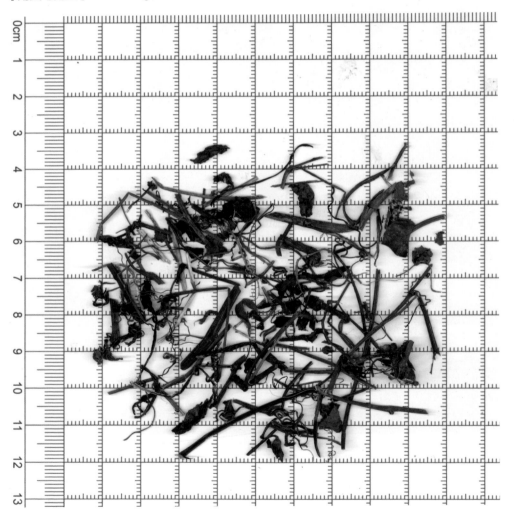

乌蔹莓饮片

---

*　乌蔹莓学名已修订为 *Causonis japonica* (Thunb.) Raf.。

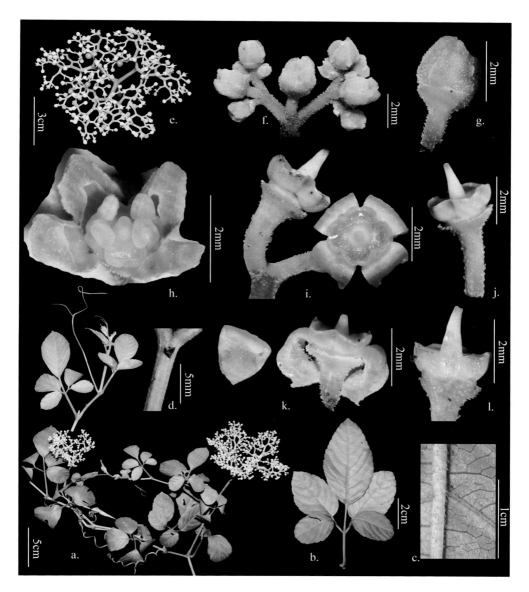

乌蔹莓（*Causonis japonica*）精细解剖特征组图

a. 多年生草质藤本；有卷须，与叶对生。b. 鸟足状复叶。c. 叶背脉上有毛。d. 小枝有纵棱。e、f. 聚伞花序。g. h. 花萼 4 裂，不明显；花瓣 4 片；雄蕊 4 枚。i、j. 花盘发达，4 浅裂。k. 花瓣花后反卷，极易脱落

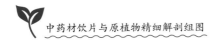

仙鹤草

【来　　　源】　本品为蔷薇科植物龙芽草(龙牙草)*Agrimonia pilosa* Ledeb. 的干燥地上部分。

【性味与归经】　苦、涩，平。归心、肝经。

【功能与主治】　收敛止血，截疟，止痢，解毒，补虚。用于治疗咯血、吐血、崩漏下血、疟疾、血痢、痈肿疮毒、阴痒带下、脱力劳伤。

【用法与用量】　6 ～ 12g。外用适量。

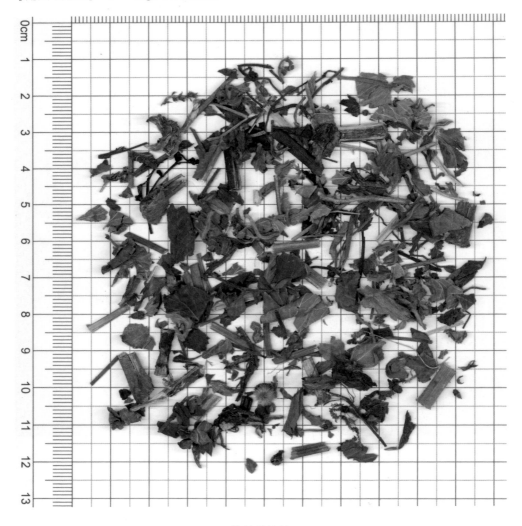

仙鹤草饮片

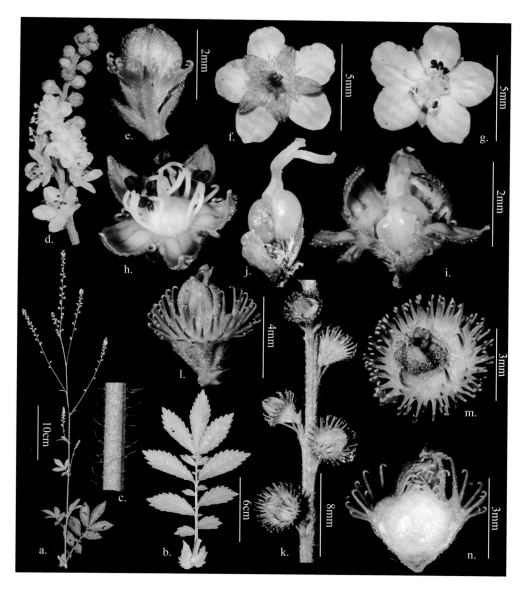

龙芽草（龙牙草）（*Agrimonia pilosa*）精细解剖特征组图

a. 多年生草本；叶互生。b. 叶为间断奇数羽状复叶，通常有小叶 3～4 对；小叶片无柄，倒卵形，顶端急尖，基部楔形，边缘锯齿；托叶镰形。c. 茎被疏柔毛。d. 穗状花序。e. 被丝托有数层钩刺。f. 萼片 5 裂。g. 花瓣 5 片，黄色。h. 雄蕊多数，着生花盘基部。h、i. 花盘肥厚，把子房包住。i、j. 雌蕊 2 枚。k、l、m、n. 瘦果包藏于具钩刺被丝托内；种子 1 枚

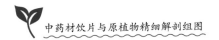

鸭跖草

【来　　源】　本品为鸭跖草科植物鸭跖草 *Commelina communis* L. 的干燥地上部分。

【性味与归经】　甘、淡，寒。归肺、胃、小肠经。

【功能与主治】　清热泻火，解毒，利水消肿。用于治疗感冒发热、热病烦渴、咽喉肿痛、水肿尿少、热淋涩痛、痈肿疔毒。

【用法与用量】　15 ～ 30g。外用适量。

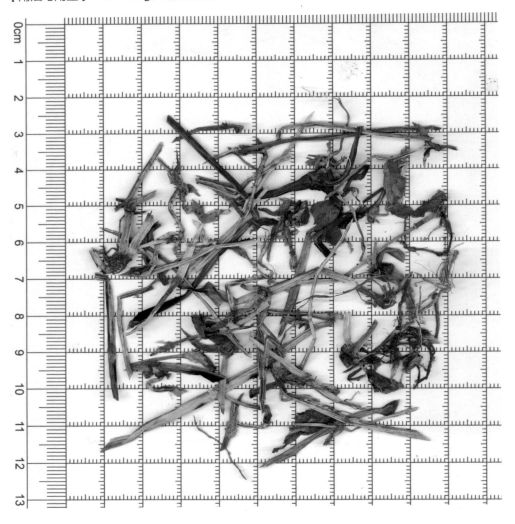

鸭跖草饮片

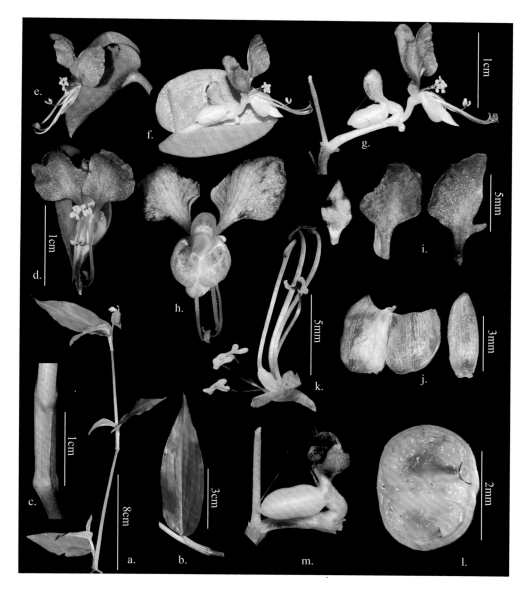

鸭跖草（*Commelina communis*）精细解剖特征组图

a. 一年生草本；单叶互生。b. 叶片卵状披针形，两面无毛。c. 具封闭叶鞘。d、e、f. 聚伞花序；总苞片佛焰苞状，心状卵形。g. 聚伞花序下部分枝的花早落，仅剩一枝杆；生于上部分枝的花正常发育。h、i. 花瓣 3 片，深蓝色，2 片具爪。j、h. 萼片 3 片，膜质，内方 2 片基部常合生。k. 能育雄蕊 3 枚，退化雄蕊 3 枚。l. 子房 2 室，每室 1 枚胚珠。m. 早发育的花，子房无毛

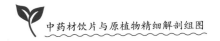

叶下珠

【来　　　源】　本品为大戟科植物叶下珠 *Phyllanthus urinaria* L. 的干燥全草。

【性味与归经】　甘、苦，凉。归肝、肺经。

【功能与主治】　清热，利湿解毒。用于治疗肝胆湿热证。

【用法与用量】　30 ~ 45g。

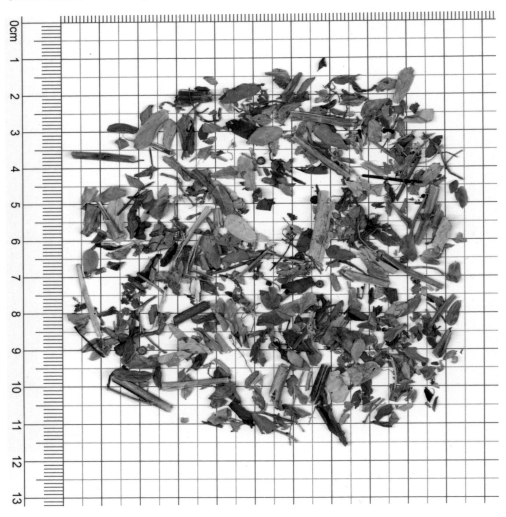

叶下珠饮片

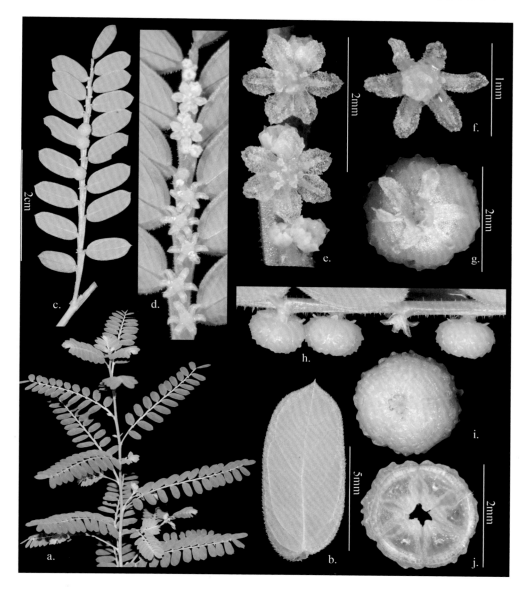

叶下珠（*Phyllanthus urinaria*）精细解剖特征组图

　　a. 一年生草本；叶柄扭转而使侧枝呈羽状排列。b. 叶片长圆形，顶端圆而有小尖头，近边缘或边缘有 1～3 列短粗毛；叶柄极短。c. 花生于叶腋。d. 花单性，雌雄同株。e. 萼片 6 裂，离生；具与萼片互生的腺体 6 枚；雄蕊 3 枚。f、g. 雌花生于小枝中下部的叶腋内；萼片 6 裂，卵状披针形，黄白色；子房卵状。h. 果近无梗。i. 蒴果扁球形；具鳞片状突起。j. 子房室难辨，3 室，每室 2 枚胚珠

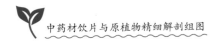

益母草

【来　　源】　本品为唇形科植物益母草 *Leonurus japonicus* Houtt. 的新鲜或干燥地上部分。

【性味与归经】　苦、辛，微寒。归肝、心包、膀胱经。

【功能与主治】　活血调经，利尿消肿，清热解毒。用于治疗月经不调、痛经经闭、恶露不尽、水肿尿少、疮疡肿毒。

【用法与用量】　9 ~ 30g。鲜品 12 ~ 40g。

【注　　意】　孕妇慎用。

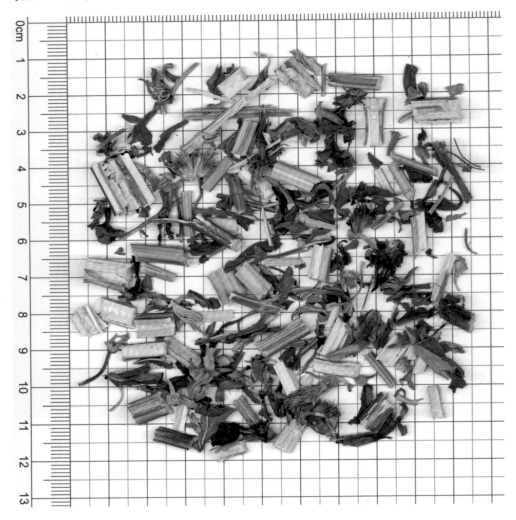

干益母草饮片

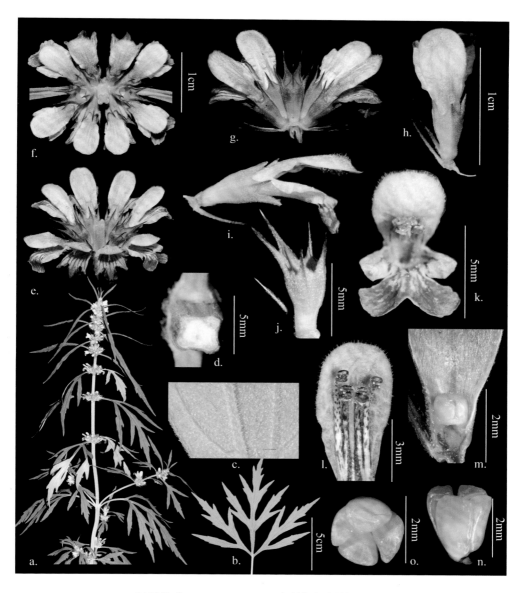

益母草（*Leonurus japonicus*）精细解剖特征组图

a. 叶对生；轮伞花序。b. 叶三出全裂。c. 叶背有毛。d. 茎四棱形。e、f、g. 轮伞花序。
h、i、k. 唇形花冠；花冠淡紫红色；上唇 2 裂，下唇 3 裂。j. 花萼管状钟形，齿 5，前 2 齿靠合，
后 3 齿较短，等长。l. 二强雄蕊。m、n、o. 四小坚果

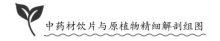

鱼腥草

【来　　　源】　本品为三白草科植物蕺菜 *Houttuynia cordata* Thunb. 的新鲜全草或干燥地上
　　　　　　　部分。

【性味与归经】　辛，微寒。归肺经。

【功能与主治】　清热解毒，消痈排脓，利尿通淋。用于治疗肺痈吐脓、痰热喘咳、热痢、热淋、
　　　　　　　痈肿疮毒。

【用法与用量】　15 ～ 25g，不宜久煎；鲜品用量加倍，水煎或捣汁服。外用适量，捣敷或
　　　　　　　煎汤熏洗患处。

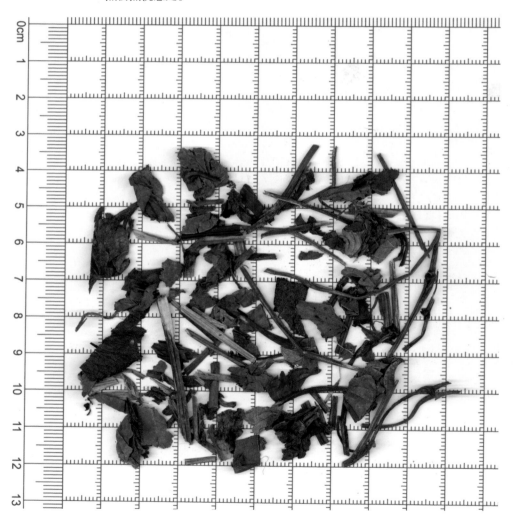

干鱼腥草饮片

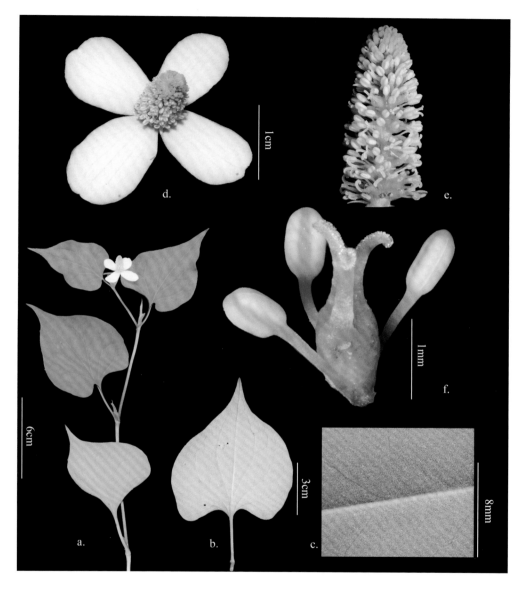

蕺菜（*Houttuynia cordata*）精细解剖特征组图

a. 多年生草本；全株有浓烈的鱼腥味；单叶互生。b、c. 叶片薄纸质，宽卵形，先端短渐尖，基部心形。c. 叶背无毛。d. 穗状花序；总苞片 4 片，白色，花瓣状，长圆形。e、f. 花小，无梗；无花被。雄蕊 3 枚；长于子房；柱头 3 裂

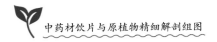

泽漆

【来　　源】　本品为大戟科植物泽漆 *Euphorbia helioscopia* L. 的干燥地上部分。

【性味与归经】　辛、苦，微寒；有毒。归大肠、小肠、脾经。

【功能与主治】　利水消肿，化痰散结，杀虫。用于治疗腹水、水肿、瘰疬结核、肺热咳嗽、痰饮咳喘。

【用法与用量】　3 ～ 9g。

【注　　意】　本品有毒。气血虚弱及脾胃虚者慎用，孕妇禁用。

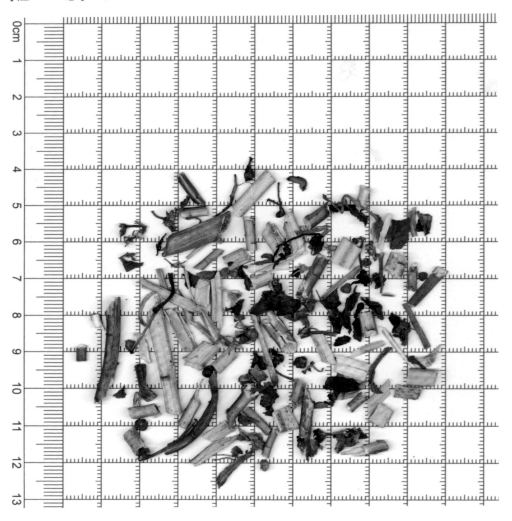

泽漆饮片

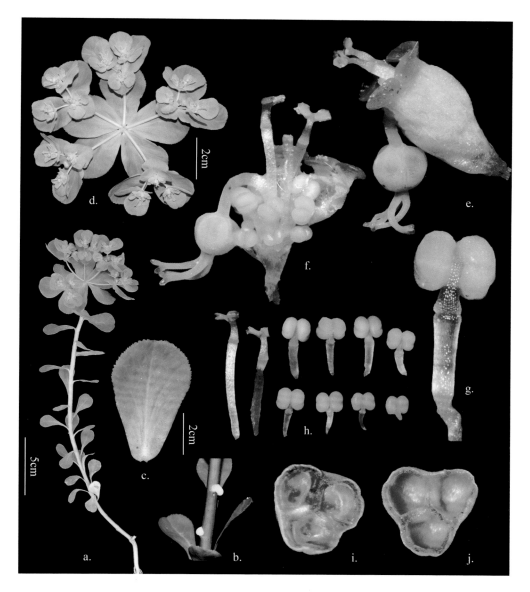

泽漆（*Euphorbia helioscopia*）精细解剖特征组图

a. 一年生草本；单叶互生。b. 有白色乳汁。c. 叶倒卵形或匙形，先端具牙齿，中部以下渐狭或呈楔形。d. 总苞叶 5 片，倒卵状长圆形，基部略渐狭，无柄。e. 杯状聚伞花序；总苞钟形；腺体 4 枚，盘状。f. 雌蕊柱头 3 裂。g. 雄花无花被，仅有 1 枚雄蕊，花丝与花梗间具明显关节。f、h. 雄花数朵，发育程度差异明显。i、j. 蒴果三棱状阔圆形；子房 3 室，每室 1 枚胚珠

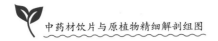
猪殃殃

【来　　　源】　本品为茜草科植物猪殃殃 *Galium aparine* L. var. *echinospermon* (Wall.) Cufod[*]
　　　　　　　　的干燥全草。

【性味与归经】　辛，微寒。归肺、膀胱经。

【功能与主治】　清解热毒，利水消肿，止血散瘀。用于治疗水肿、尿路感染、痢疾、跌扑损伤、
　　　　　　　　痈肿疔疮、虫蛇咬伤。

【用法与用量】　15 ～ 30g。

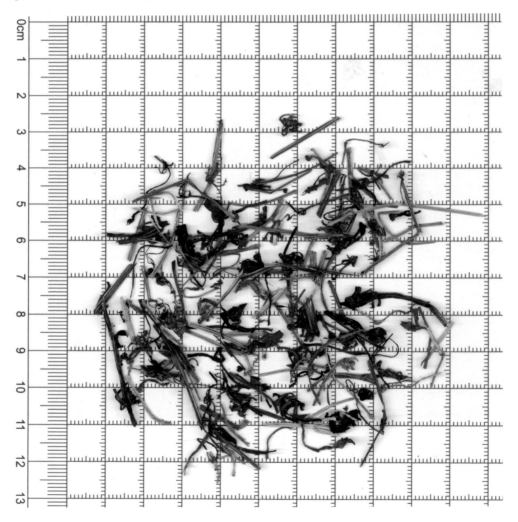

猪殃殃饮片

---

*　猪殃殃学名已修订为 *Galium spurium* L.。

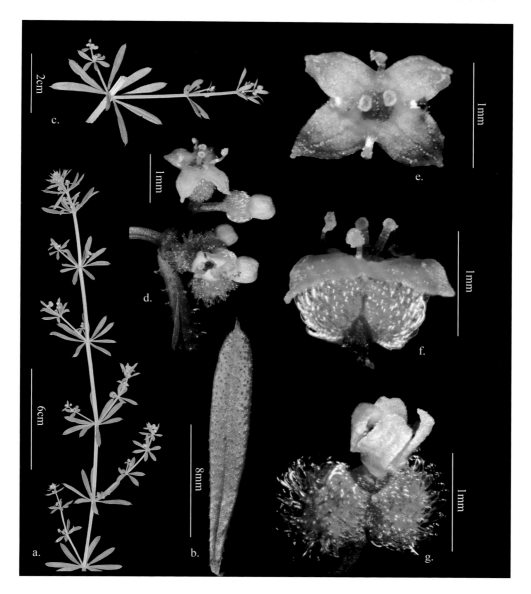

猪殃殃（*Galium spurium*）精细解剖特征组图

a. 蔓生或攀缘状草本；茎具 4 棱，棱上倒生小刺毛；叶 6 ~ 8 片，轮生。b. 叶片条状倒披针形，先端急尖，具短芒，基部渐狭、边缘、上面倒生小刺毛。c. 聚伞花序腋生或顶生，花小。d、e. 花 4 数；花萼萼檐近截平；花冠黄绿色或白色；雄蕊 4 枚。f. 柱头 2 裂；子房下位。g. 子房被毛

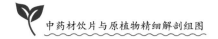

紫花地丁

【来　　　源】　本品为堇菜科植物紫花地丁 *Viola yedoensis* Makino[*] 的干燥全草。
【性味与归经】　苦、辛，寒。归心、肝经。
【功能与主治】　清热解毒，凉血消肿。用于治疗疔疮肿毒、痈疽发背、丹毒、毒蛇咬伤。
【用法与用量】　15 ～ 30g。

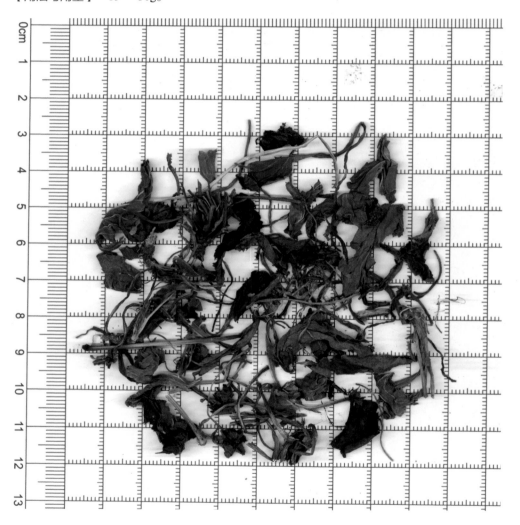

紫花地丁饮片

---

[*]　紫花地丁学名已修订为 *Viola philippica* Cav.。

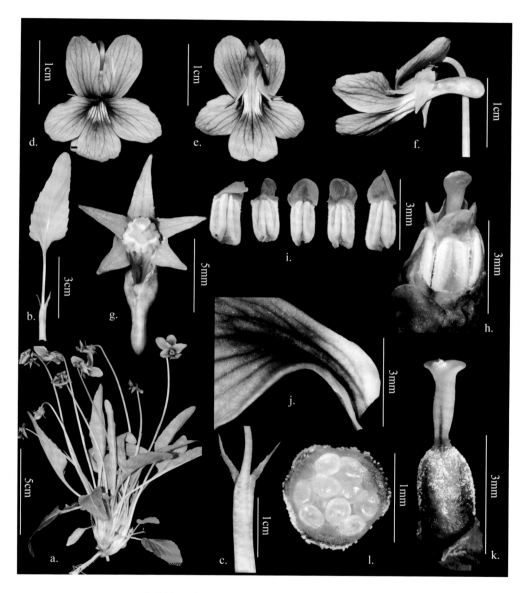

紫花地丁（*Viola philippica*）精细解剖特征组图

　　a. 多年生草本；无地上茎；叶基生，莲座状。b. 叶片卵状披针形，边缘具浅钝齿。c. 托叶大部与叶柄合生，披针形，淡绿色或苍白色。d、e、f. 花瓣5片，下方1片基部延伸成距；萼片5片。g. 下方2枚雄蕊的药隔背方形成距状蜜腺伸入花瓣的距中。h、i. 雄蕊5枚，花丝极短，花药环生于雌蕊周围，药隔顶端延伸成膜质附属物。j. 侧花瓣内面无毛。k. 子房上位。l. 侧膜胎座，1室，心皮3

酢浆草

【来　　　源】　本品为酢浆草科植物酢浆草 *Oxalis corniculata* L. 的干燥全草。

【性味与归经】　酸，寒。归肝、肺、膀胱经。

【功能与主治】　清热利湿，凉血散瘀，消肿解毒。用于治疗咽喉肿痛、口疮、泄泻、痢疾、黄疸、淋病、赤白带下、麻疹、吐血、衄血、疔疮、疥癣、跌打损伤等。

【用法与用量】　9～15g。外用适量，煎水洗或捣汁敷，或煎水漱口。

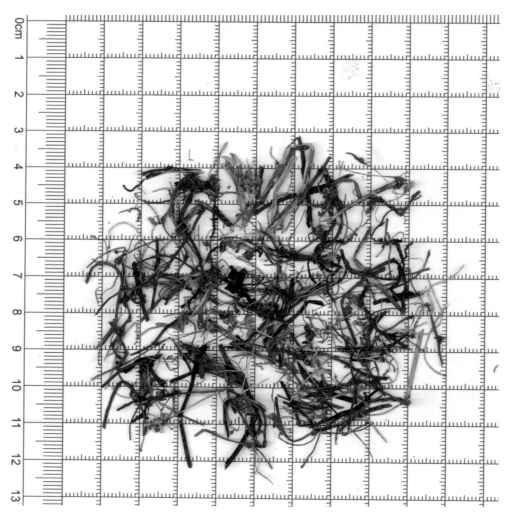

酢浆草饮片

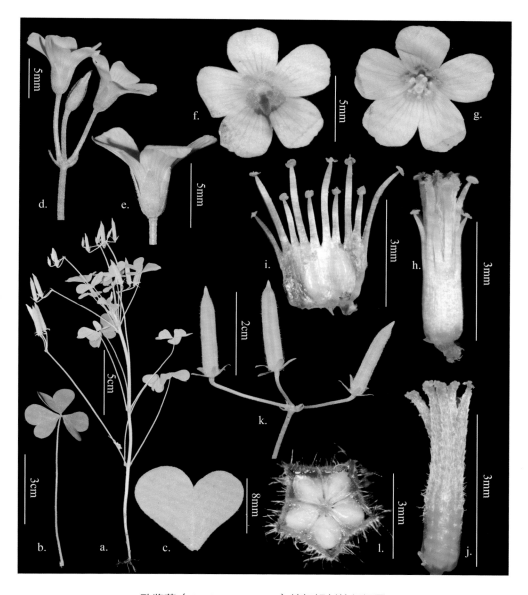

酢浆草（*Oxalis corniculata*）精细解剖特征组图

a. 多年生草本；有地上茎；叶基生或在茎上互生。b、c. 指状复叶，小叶 3 片，小叶倒心形。
d. 花数朵，集合为伞形花序状，腋生。e、f、g. 花瓣 5 片，黄色，长圆状倒卵形。h、i. 雄蕊 10 枚，
基部花丝合生，5 长 5 短。j. 子房上位，柱头 5 裂。k. 蒴果长圆柱形；花萼宿存；果梗下弯至水平。
l. 中轴胎座，5 室

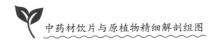

浙瞿麦

【来　　　源】　本品为石竹科植物长萼瞿麦 *Dianthus longicalyx* Miq. 的干燥地上部分。

【性味与归经】　苦，寒。归心、小肠经。

【功能与主治】　利尿通淋，破血通经。用于治疗热淋、血淋、石淋、小便不通、淋沥涩痛、
月经闭止。

【用法与用量】　9 ～ 15g。

【注　　　意】　孕妇慎用。

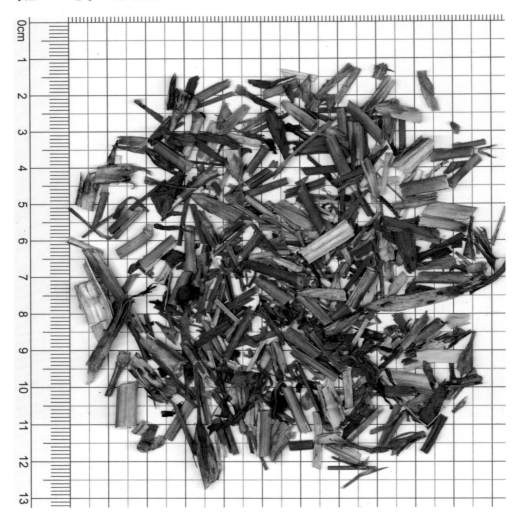

浙瞿麦饮片

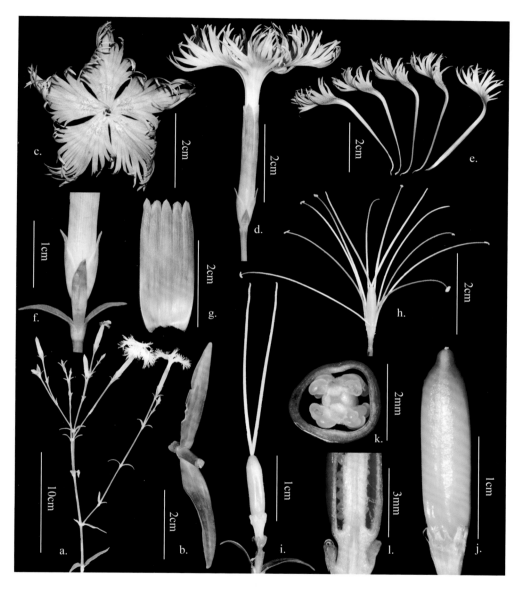

长萼瞿麦（*Dianthus longicalyx*）精细解剖特征组图

　　a. 多年生草本；疏聚伞花序。b. 叶对生，线状披针形。c. 花瓣瓣片深裂成丝状。d、e. 花瓣 5 片，分爪部和檐部；离生。f. 苞片 3 ～ 4 对，对生，卵形，长为花萼的 1/5。g. 花萼长管状，5 裂；绿色。h. 雄蕊 10 枚。i. 子房上位，柱头花柱 2 裂。j. 果实狭圆筒形。k、l. 特立中央胎座；胚珠多数

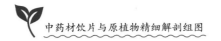

棕榈

【来　　源】　本品为棕榈科植物棕榈 *Trachycarpus fortunei* (Hook. f.) H. Wendl. 的干燥叶柄。

【性味与归经】　苦、涩，平。归肺、肝、大肠经。

【功能与主治】　收敛止血。用于治疗吐血、衄血、尿血、便血、崩漏。

【用法与用量】　3 ～ 9g，一般炮制后用。

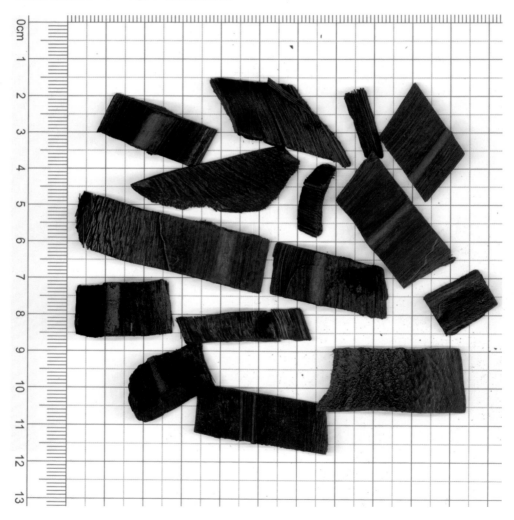

棕榈炭饮片

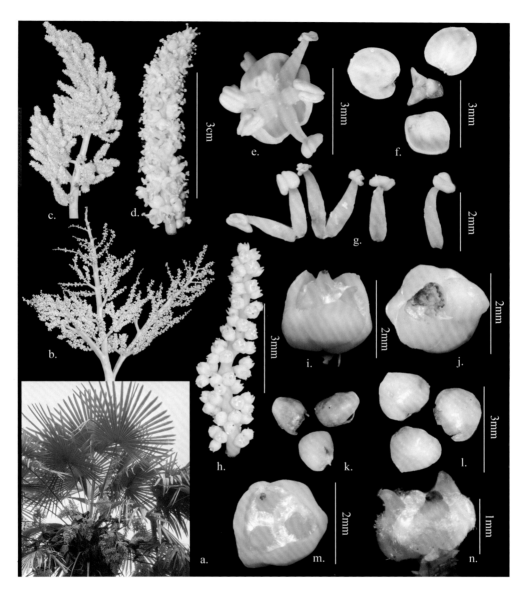

棕榈（*Trachycarpus fortunei*）精细解剖特征组图

a. 树干圆柱形；叶片呈 3/4 圆形或者近圆形，深裂成 30 ~ 50 片具皱褶的线状剑形；雌雄异株。b. 雌花序；二至三回分枝。c、d. 雄花序。e、f. 花萼 3 片，卵状急尖，几分离，花瓣约 2 倍长于花萼，阔卵形；3 片。g. 雄蕊 6 枚。h. 雌花淡绿色，通常 2 ~ 3 朵聚生。i、j、k. 萼片阔卵形，3 片。l. 花瓣卵状近圆形，长于萼片的 1/3。m、n. 心皮 3，分离，被银色毛

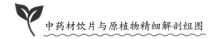

附　录

本书所收录植物在恩格勒系统、克朗奎斯特系统和 APG Ⅳ 系统三个分类系统中所属科

饮片名	植物名	恩格勒系统	克朗奎斯特系统	APG Ⅳ系统
白及	白及	兰科	兰科	兰科
白芍	芍药	毛茛科	芍药科	芍药科
白术	白术	菊科	菊科	菊科
重楼	华重楼	百合科	百合科	藜芦科
黄精	早花黄精	百合科	百合科	天门冬科
虎杖	虎杖	蓼科	蓼科	蓼科
姜半夏	半夏	天南星科	天南星科	天南星科
桔梗	桔梗	桔梗科	桔梗科	桔梗科
猫人参	大籽猕猴桃	猕猴桃科	猕猴桃科	猕猴桃科
猫爪草	小毛茛（猫爪草）	毛茛科	毛茛科	毛茛科
麦冬	麦冬	百合科	百合科	天门冬科
山药	薯蓣	薯蓣科	薯蓣科	薯蓣科
天葵子	天葵	毛茛科	毛茛科	毛茛科
藤梨根	中华猕猴桃	猕猴桃科	猕猴桃科	猕猴桃科
夏天无	伏生紫堇（夏天无）	罂粟科	紫堇科	罂粟科
羊乳	羊乳	桔梗科	桔梗科	桔梗科
浙贝母	浙贝母	百合科	百合科	百合科
功劳木	阔叶十大功劳	小檗科	小檗科	小檗科

续 表

饮片名	植物名	恩格勒系统	克朗奎斯特系统	APG Ⅳ系统
鬼箭羽	卫矛	卫矛科	卫矛科	卫矛科
络石藤	络石	夹竹桃科	夹竹桃科	夹竹桃科
忍冬藤	忍冬	忍冬科	忍冬科	忍冬科
桑枝	桑	桑科	桑科	桑科
铁皮石斛	铁皮石斛	兰科	兰科	兰科
杜仲	杜仲	杜仲科	杜仲科	杜仲科
姜厚朴	凹叶厚朴	木兰科	木兰科	木兰科
苦楝皮	楝	楝科	楝科	楝科
牡丹皮	牡丹	毛茛科	芍药科	芍药科
枸骨叶	枸骨	冬青科	冬青科	冬青科
荷叶	莲	睡莲科	莲科	莲科
苦丁茶	大叶冬青	冬青科	冬青科	冬青科
木芙蓉叶	木芙蓉	锦葵科	锦葵科	锦葵科
石楠叶	石楠	蔷薇科	蔷薇科	蔷薇科
合欢花	合欢	豆科	含羞草科	豆科
凌霄花	美国凌霄（厚萼凌霄）	紫葳科	紫葳科	紫葳科
辛夷	望春花（望春玉兰）	木兰科	木兰科	木兰科
月季花	月季花	蔷薇科	蔷薇科	蔷薇科
白扁豆	扁豆	豆科	蝶形花科	豆科
白果	银杏	银杏科	银杏科	银杏科
柏子仁	侧柏	柏科	柏科	柏科
薜荔果	薜荔	桑科	桑科	桑科
焯苦杏仁	杏	蔷薇科	蔷薇科	蔷薇科
炒路路通	枫香树	金缕梅科	金缕梅科	蕈树科
炒山楂	山楂	蔷薇科	蔷薇科	蔷薇科
炒王不留行	麦蓝菜	石竹科	石竹科	石竹科
楮实子	构树	桑科	桑科	桑科
大枣	无刺枣	鼠李科	鼠李科	鼠李科

续　表

饮片名	植物名	恩格勒系统	克朗奎斯特系统	APG Ⅳ系统
覆盆子	华东覆盆子（掌叶覆盆子）	蔷薇科	蔷薇科	蔷薇科
化橘红	柚	芸香科	芸香科	芸香科
金樱子	金樱子	蔷薇科	蔷薇科	蔷薇科
莱菔子	萝卜	十字花科	十字花科	十字花科
连翘	连翘	木樨科	木樨科	木樨科
木瓜	贴梗海棠	蔷薇科	蔷薇科	蔷薇科
女贞子	女贞	木樨科	木樨科	木樨科
蛇床子	蛇床	伞形科	伞形科	伞形科
桃仁	桃	蔷薇科	蔷薇科	蔷薇科
天浆壳	萝藦	萝藦科	萝藦科	夹竹桃科
天竹子	南天竹	小檗科	小檗科	小檗科
菟丝子	南方菟丝子	旋花科	菟丝子科	旋花科
乌梅	梅	蔷薇科	蔷薇科	蔷薇科
梧桐子	梧桐	梧桐科	梧桐科	锦葵科
夏枯草	夏枯草	唇形科	唇形科	唇形科
芫荽子	芫荽	伞形科	伞形科	伞形科
野料豆	野大豆	豆科	蝶形花科	豆科
预知子	三叶木通	木通科	木通科	木通科
樟梨子	樟	樟科	樟科	樟科
猪牙皂	皂荚	豆科	云实科	豆科
败酱草	白花败酱	败酱科	败酱科	忍冬科
半边莲	半边莲	桔梗科	桔梗科	桔梗科
车前草	车前	车前科	车前科	车前科
大蓟	蓟	菊科	菊科	菊科
地锦草	斑地锦	大戟科	大戟科	大戟科
杜衡	杜衡	马兜铃科	马兜铃科	马兜铃科
佛耳草	鼠曲草	菊科	菊科	菊科
杠板归	杠板归（扛板归）	蓼科	蓼科	蓼科

饮片名	植物名	恩格勒系统	克朗奎斯特系统	APG Ⅳ系统
葶菜	葶菜	十字花科	十字花科	十字花科
虎耳草	虎耳草	虎耳草科	虎耳草科	虎耳草科
荠菜花	荠菜	十字花科	十字花科	十字花科
景天三七	景天三七（费菜）	景天科	景天科	景天科
老鹳草	野老鹳草	牻牛儿苗科	牻牛儿苗科	牻牛儿苗科
连钱草	活血丹	唇形科	唇形科	唇形科
龙葵	龙葵	茄科	茄科	茄科
墨旱莲	鳢肠	菊科	菊科	菊科
蒲公英	蒲公英	菊科	菊科	菊科
三白草	三白草	三白草科	三白草科	三白草科
铁苋菜	铁苋菜	大戟科	大戟科	大戟科
乌蔹莓	乌蔹莓	葡萄科	葡萄科	葡萄科
仙鹤草	龙芽草（龙牙草）	蔷薇科	蔷薇科	蔷薇科
鸭跖草	鸭跖草	鸭跖草科	鸭跖草科	鸭跖草科
叶下珠	叶下珠	大戟科	大戟科	叶下珠科
益母草	益母草	唇形科	唇形科	唇形科
干鱼腥草	蕺菜	三白草科	三白草科	三白草科
泽漆	泽漆	大戟科	大戟科	大戟科
猪殃殃	猪殃殃	茜草科	茜草科	茜草科
紫花地丁	紫花地丁	堇菜科	堇菜科	堇菜科
酢浆草	酢浆草	酢浆草科	酢浆草科	酢浆草科
浙瞿麦	长萼瞿麦	石竹科	石竹科	石竹科
棕榈炭	棕榈	棕榈科	棕榈科	棕榈科